한방으로
해결하는
정신 면역!

정신과 진료 기록('F'코드)이 남지 않아 부담이 적은 한방 치료!
가정 한방 상비약(어린이, 성인) 소개!

국립중앙도서관 출판예정도서목록(CIP)

한방으로 해결하는 정신면역! / 글쓴이: 김경민.
서울 : 찜커뮤니케이션, 2017

ISBN 979-11-87622-05-5 13510 : ₩17000

신경 정신[神經精神]
한방 치료[韓方治療]

519.385-KDC6
616.852-DDC23   CIP2017011861

초판1쇄 인쇄 2017.06.13
초판1쇄 발행 2017.06.20

글쓴이 : 김경민
펴낸이 : 김정원

책임 편집 : 홍기자

펴낸곳 : 찜커뮤니케이션
          등록번호   제 2015-000041호
          등록일자   2015.03.03
          주소   서울특별시 동대문구 장한로18길31 201동 806호
          전화   070-4196-1588
          팩스   0505-566-1588
          이메일   zzimmission@naver.com
          블로그   http://blog.naver.com/zzimmission
          출판 및 문화 _ 크라우드 펀딩 운영 : zzimmission.com

인쇄.제본 : 새한문화사 / 물류 : 런닝북
편집디자인 : 찜(zzim)

값 : 17,000원
ISBN : 979-11-87622-05-5(13510)

찜커뮤니케이션은 글, 사진, 그림 등으로 표현할 수 있는 모든 것을 인쇄물로 제작합니다.
본문의 모든 내용은 무단 전재 및 유포, 공유를 금하지만 인용 시
"찜커뮤니케이션 제공 혹은 인용"(서체:네이버 나눔고딕_7PT이상)
의 문구 삽입으로 이를 허용합니다.

단. 구분된 사진과 삽화는 무단 전재 및 유포, 공유를 허용하지 않습니다.
파본은 구입하신 곳에서 교환하여 드립니다.

한방으로 해결하는 정신 면역!

글 | 김경민

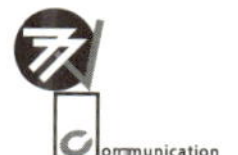

목차

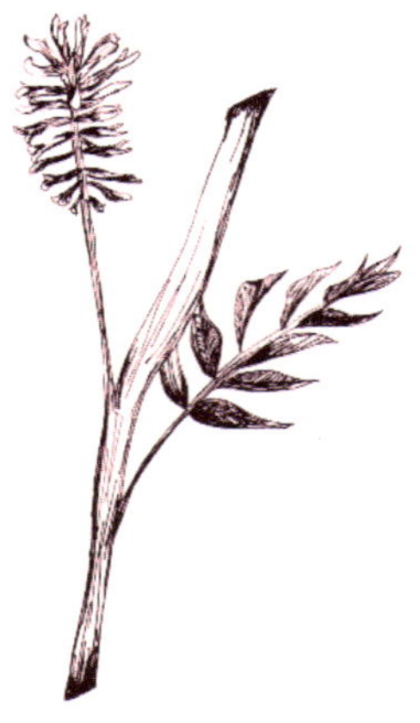

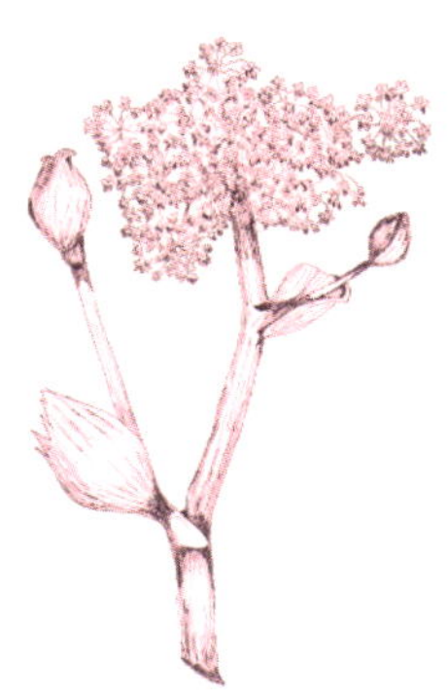

※ 8체질 본문 내용은 8체질 창시자인 권도원 박사님의 글을 인용했음을 알려 드립니다.

여는 글

필자가 정신과 진료과목을 택한 이유가 있다. 바로 아이들 때문이다. 그리고 아이들과 함께 연결지어 생각하는 부모가 그 중심에 있다.

한의원에 내원하는 성인 환자를 보면 '본인 의지에서 비롯한' 생각과 생활이 잘못되어 질환이 발생하는 경우가 많다. 생각의 중심과 방향이 비뚤어져 있고, 음식 섭취 및 기본적인 생활이 올바르게 되지 않았기 때문이다.

성인이어서 스스로 잘 조절할 수 있음에도 그러지 않아 다양한 질환에 시달리게 된다. 그러나 아이들은 그렇지 않다. 크게는 발달 장애, 틱 장애 등의 질환이 걸린 것이 아이들의 잘못도 아니고 중도에 정신과 질환이 발생한 것도 아이들이 선택한 것이 아니다. 또 작게는 아이가 감기에 걸렸을 때 아이 스스로 항생제를 먹고 싶어 의사한테 처방받은 것도 아니다. 어린아이들은 자신의 의지대로 할 수 있는 것이 거의 없으므로 부고의 판단에 따라 온전히 '나'를 맡길 수밖에 없다.

소아 환자 진료를 할 때마다 필자는 늘 의문에 잠기곤 했는데,

"아이들 스스로 무엇인가 잘못된 행동을 하지 않을 텐데 왜 아플까?"

물론 유전적 질환이나 위급한 사고 등은 불가항력이겠지만 정신과적 진료를 해야 하는 아이들을 보면 조기 발견할 수 있었거나, 발생하지 않도록 사전에 방지할 수 없었나 하는 생각에 측은함이 들어 무척 괴로웠다. 그렇게 고민하다가 불현듯 답이 떠올랐다.

"아이의 부모가 원인이 될 수도 있다!"

아픈 아이를 진료하다 보면 아이의 부모도 함께 상담하는 경우가 종종 있는데, 예를 들어 불안 장애로 인한 질환 때문에 고생하는 아이들은 십중팔구 그 부모에게서 문제가 보인다.

만약 부모 중 좀 더 문제가 보이는 사람이 어머니라면 어머니가 결혼해서 아이를 출산하기 전인 어린 시절부터 가정적 문제가

있거나 그 외의 다른 문제들이 있어 치료가 필요함에도 적절한 치료를 받지 못해 '본인이 치료를 받아야 하는 사람인지도 모른 채 살다가 어머니가 된' 경우에 그렇다.

그러다 보니 어머니 자신도 올바른 자아관이 정립되지 못한 채 성인이 되었으니 본인의 자녀에게도 비뚤어진 자아관을 심어주고 더불어 아이의 섭생 등도 잘못된 상식으로 행하고 있으니 아이들의 신체적, 정신적 건강이 피폐하게 된다.

이 땅의 마음의 상처가 많은 어머니가 적절한 치료가 이루어지지 않아 본인이 건강하지 않다는 것을 알았다면 결혼해서 어머니가 되려는데 망설임이 있지 않았을까?

아마도 본인의 상태가 심각한 걸 아예 몰랐거나 알고 있음에도 치료의 중요성을 느끼지 못해 그냥 결혼했거나 아니면 알고 있고 치료가 필요함도 느끼고 있지만 '별 상관없겠지!'라는 무책임한 생각으로 아이를 낳았을 수도 있다.

바로 이런 고민에서 필자는 한방 정신과 진료를 택하게 되었다.

아이가 부모의 성품 중 누구를 닮아 "쟤는 좀 착하지 않네!", "쟤는 참 선해!"라는 그런 부분을 얘기하는 것이 아니라 신체적, 정신적으로(특히 정신) 건강하지 못한 어머니가 아이한테 부정적인 영향을 끼치는 그런 부분을 말하는 것이다.

균형 잡힌 감정의 조절, 올바른 섭생, 기본적인 건강한 육아 상식, 건강한 자아관 등 어머니가 아이한테 허줄 수 있는 부분이 행해지지 않아 보석과도 같은 아이가 병드는, 건강하게 성장할 수 있는 아이가 힘들어 지는 것 말이다.

그러면 이렇게 항의하는 부모가 있을 것이다.

"제가 아이를 가질 자격이 없다는 말긴가요?"
"우리 가족에는 문제가 없어 보이는데 우리 아이는 왜 그런가요?"
"아이에게 신경을 써주고 싶지만 저도 힘들어서 그렇게 하기가 어렵네요"

그렇다면 필자는 가족 상담을 권유한다. 어머니도, 아버지도, 아이도 모두 힘들어 혼란스러울 때 환자의 상황에 맞는 맞춤 심리 상담을 해서 모두 위로와 치료를 받아 건강한 가정으로 거듭나 보자는 것이다. 가족문제가 아니라면, 아이의 교우 관계 등 사회생활에서 좋지 않은 영향을 받았을 수 있으나 이것도 가족 상담을 통해 비교적 쉽게 해결할 수 있는 부분이다.

공황 장애와 불안 장애 등의 정신 관련 질환 환자들을 보면 신체적, 정신적 치료의 필요성을 절감하게 된다. 특히, 틱 장애 아동 환자와 소아 ADHD 환자의 진료를 통해 느낀 바가 컸는데 '부모의 마음이 지쳐 아이가 같이 아픈 경우가 많다는 것'이다.

　아이의 증상 시작점이 부모 자신이라고 인식하는 것이 중요한 부분인데도 인식하기가 참 힘든 경우가 많은데 이는 부모가 생각하기에 문제가 아이의 증상으로 시작된 것이기 때문에 시작점이 자신이라고 인식하기가 힘이 들기 때문이다.

　가정을 만들 사람, 만든 사람 모두가 정신적으로 건강해야만 된다는 생각을 하고 있다. 이미 자식이 있고 가정을 이루었더라도 정서적인 문제가 생긴 경우에 정서, 심리치료에 대한 접근성이 좋아져야 된다고 본다.

　환자의 몸이 상하지 않고, 해당 증상만 강력하게 치료하는 것으로 끝나는 것이 아닌 환자의 체질과 증상에 맞는 안전한 한약 치료를 하여 기력을 회복시키고 심리 치료를 통해 정신 면역력을 높이면서 약을 중단했을 때 겪게 되는 금단 증상을 없애고 시간이 조금 더디더라도 환자의 겉만이 아닌 속까지 치료해 준다.

　이렇듯 한방 정신과 치료가 왜 안전하고 효과가 좋은지 알리고 싶고 중독성이 없으면서 내성이 없는 훌륭한 한약이라는 방법을 가지고 환자에 대한 애정으로 따뜻한 진료를 오래 하고 싶다.

한의사 김경민

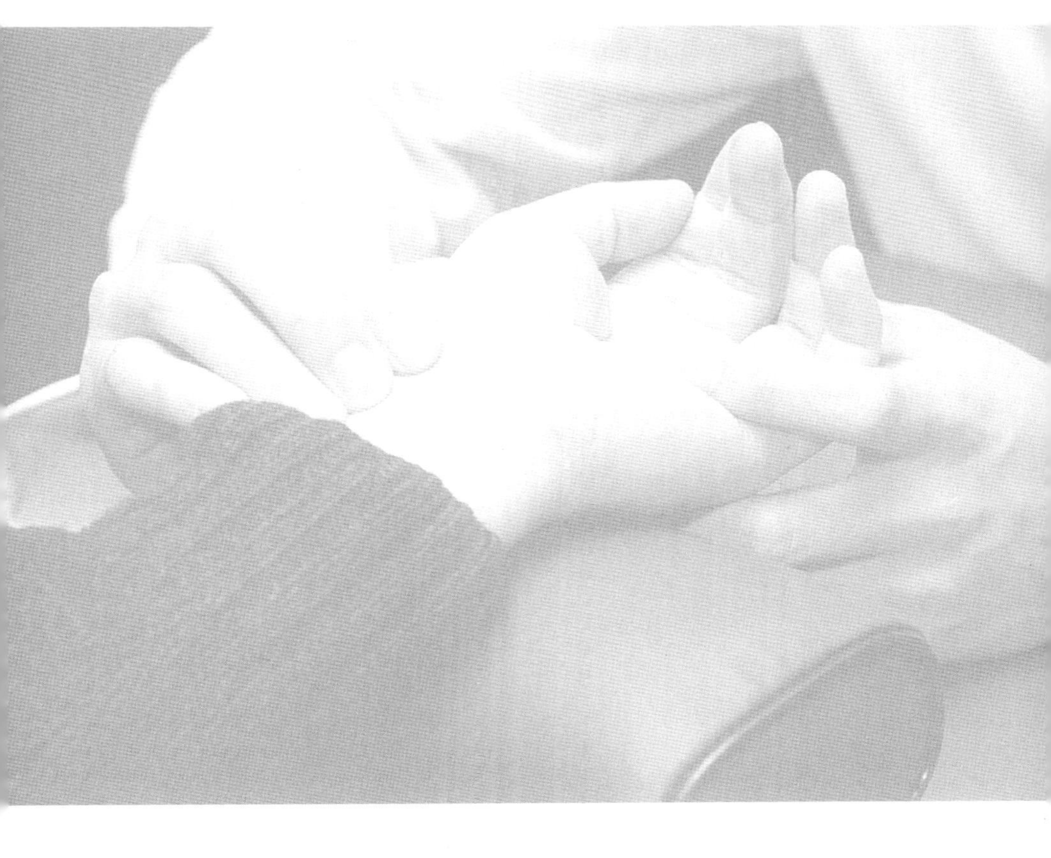

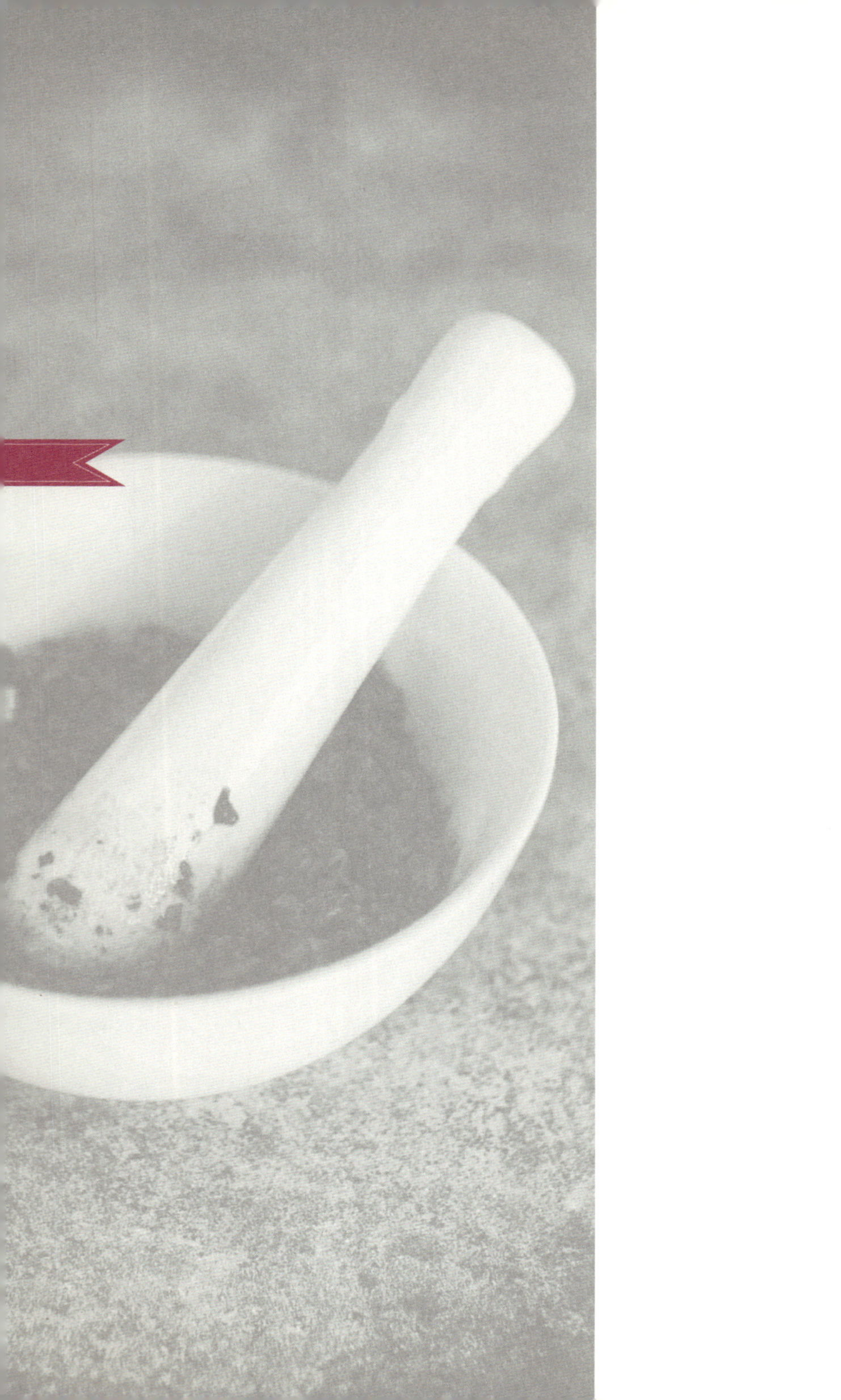

한방 신경치료 원리란 무엇인가?

한방 신경치료 원리란 무엇인가?

사람이 건강하게 살기 위해서는 '구조,' '정신,' '기능'이 조화롭게 역할을 해야 하는데(트라이앵글) 정신 질환은 정신과, 기능, 구조 부분의 부조화로 발생한다.

정신 스트레스를 장기간 받게 되면 기능의 손상을 입게 되고 손상된 기능은 다시 정신에 악영향을 미치는데 이것이 바로 악순환의 고리다. 예를 들어 장기간의 스트레스를 받게 되면 근육이 긴장되고(척추 기립근, 복직근, 내장 근육, 승모근, 측두근, 교근 등) 외부 스트레스가 없는 상황이라도 근육 긴장으로 인해 정신적 긴장을 유발하여 정신적 안정을 방해받게 된다.

인데, 환자마다 증상은 비슷해도 원인은 다르므로 각자의 체질과 질병 원인에 따른 맞춤형 치료가 그래서 필요하다.

흔히 공황 장애나 불안 장애 등의 원인을 뇌의 문제로만 생각하는 경우가 대부분인데 단순히 뇌의 문제가 아니라 신체 균형과 리듬이 깨지는 데서 비롯된 질병이라 할 수 있다.

보통 정신적으로 힘이 들면 신체적으로도 반응이 일어난다. 이유는 자율 신경계와 오장육부가 긴밀하게 연결되어 있기 때문이다. 신체의 건강과 균형을 조화롭게 하는 통합적 치료가 시행되어야 근본적 치료가 가능한 것이다.

오장 균형 → 신경계안정 → 정신 면역 강화

두 가지가 혼합되어 발생하는 것이 정신 질환인데 첫째는 체질적 문제이다. 신경증은 가족력이 있는 경우가 많고 체질적으로 특정 기능이 취약한 경우도 많다. 기본적으로 자율 신경 조절 능력(心)이 약화되어 있으며, 이로 인해 스트레스에 대한 내인성이 취약해진다. 여기에

소화기능 저하(脾胃)
해독기능저하(肝)

로 크게 나눌 수 있다. 타고난 체질은 사람마다 차이가 있으므로 체질에 따른 취약 부분 보강과 섭생을 잘하면 항병 능력(질병을 이기는 능력)이 강화된다.

예를 들어 형제들과 달리 어릴 때부터 불안이 많고 예민한 아이의 다른 점을 이해하고 돌보는 것이 원만하게 잘 되었다면 정신 질환에 걸릴 확률이 낮아진다. 이는 환자 본인뿐 아니라 부모, 성인에 대한 예방적 교육(가족 상담과 치료)이 꼭 필요한 이유다. 체질적 소인은 한의학에서 오장의 불균형 문제로 볼 수 있는데 탕제와 상비약, 전문적인 상담을 통해 개선할 수 있다.

두 번째는 환경적 문제인데 어린 시절의 트라우마, 저하된 자존감, 신체 건강 악화 등이 있다.

■ 어린 시절의 트라우마 → 부모와의 유대 관계가 적절하게 성립되지 않아 타인과의 관계 설정이 힘들다는 등
■ 저하된 자존감 → 외부적 스트레스에 대해 이겨낼 수 없을 정도
■ 신체적 건강 악화 → 정신적 스트레스를 이겨낼 수 있을 만큼의 신체적 건강이 따라 주지 않는 상태로 잦은 야근, 육아, 수험생, 사업가, 연예인 등

환경적 문제는 인지 개선을 통해 생각을 교정하고 올바르게 사고하게 해주는 것인데 주변 사물을 인식하는 것, 쉽게 감정제어가 안 되는 것, 자동화 사고 등을 인지하지 못하고 부정적으로 습관화 되어있는 경우가 많은데 이것을 반복적인 상담을 통해서 개선할 수 있다.

현상 인식 → 사고 → 감정자등화 사고의 일련의 과정에서 불합리한 점을 지적, 개선

그렇다면 정신 면역력 상승이란 무엇일까?

인간의 건강이 잘 유지되려면 정신과 구조, 기능의 세 가지 요소가 적절한 조화를 이루어야 한다. 외계의 스트레스나 내부의 불안요소가 있다고 해도 이를 극복하고 인체의 항상성을 유지할 힘을 회복력, 다른 말로 면역이라고 부른다. 이는 신체뿐 아니라 정신에도 적용될 수 있는 개념이다.

같은 강도의 통증을 줘도 반응은 사람마다 다 다르듯이 인간의 정신은 비슷한 상황에서도 대응 능력의 차이는 천차만별이다. 정신적인 스트레스를 이겨낼 힘을 정신 면역이라고 부른다.

정신-구조-기능의 세 요소가

적절히 조화를 이룰 때 면역력은 강화된다.

그렇다면 정신 면역의 약화는 왜 일어나는 것인가?

앞서 말했듯이 정신이라는 것은 인체와 불가분의 관계에 놓여 있는 것이다. 정신을 운용하는 물질적인 기반인 뉴런과 신경 전달 물질이 없으면 인간의 정신은 유지되지 못한다. 그리고 인체의 구조나 기능이 무너지게 되면 정신 활동에도 장애가 초래된다. 인체는 오장육부가 서로 조화를 이루며 기능하게 되어 있는데 각 장부의 기능이 독립적인 것이 아니라 하나의 목표를 위해 유기적으로 연결되어 있다는 것이다.

감당하기 힘든 스트레스를 받거나 외상 등으로 구조적인 심한 손상을 받거나, 의식주 등의 생활습관 잘못이 누적되어 오장의 균형이 깨지고 조기에 회복시키지 못할 때 조화는 깨지기 시작한다.

이 상태가 심화하면 면역계가 제 기능을 하지 못하게 된다. 정신질환뿐 아니라 인간이 가지고 있는 대부분의 만성질환이 인체가 이러한 상태일 때 발병하게 된다.

예를 들어 평소 잘못된 식습관으로 췌장, 위장을 비롯한 소화기 건강이 저하된 사람이 있다고 해보자. 이러한 사람의 경우 장이 제 기능을 못 함으로써 내부의 독소를 제대로 배설하지 못하고 몸 안에 가지고 있게 된다. 이러한 독소가 누적되면 내부 장기의 염증 유발로 각종 면역물질(IL-1, IL-6, PGE2 등)의 증가를 불러오게 된다.

이러한 면역 물질의 증가는 과도한 부신 기능 항진(cotisol증가)을 불러오게 되고 HPA축(시상하부-뇌하수체-부신호르몬)이라 불리는 인체의 정상 호르몬 대사의 음성 되먹임 기전을 망가트리게 된다.

망가진 호르몬 대사는 자율신경의 조절 이상을 불러오게 되고 신장이나 갑상샘, 난소, 고환 등의 호르몬 대사에도 영향을 주게 된다. 또한, 간 기능 등에도 이상을 불러와 신경 전달 물질의 전구 물질이 되는 트립토판 등의 합성을 저해하게 된다. 이런 상태에 이르게 되면 결국 세로토닌 등의 합성이 저해되게 되어 불면증, 우울증 등을 비롯한 각종 신경성 질환을 유발하게 된다.

이러한 상태가 된 인체는 다시 스트레스에 더욱 취약하게 되고 조그만 자극에도 장부의 불균형은 더욱 심화하게 된다. 이것이 인체의 조화가 깨진 악순환의 상태인 것이다. 이러한 상태의 환자들은 한 가지 요인이 아니라 여러 가지 원인이 복합된, 소위 종합병원이라고 불릴 정도로 다양한 증상과 컨디션 저하를 호소하는 상태이다.

필자는 환자마다 세밀한 진단을 통해 질병의 원인을 찾으려고 노력하고, 체질 침 시술과 보심방 투약 등의 치료 술기를 통한 치료뿐 아니라 지속적인 상담을 통한 환자의 근본적인 생활 태도와 사고 개선을 통해 깨진 불균형을 바로잡고 스스로 치료할 수 있는 면역력 개선을 유도하도록 노력한다.

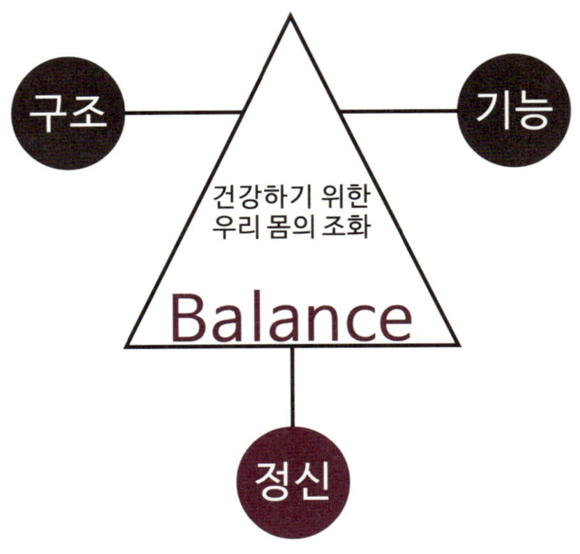

한방의 정신 면역학

우리 몸의 면역 기능과 마찬가지로 정신 건강도 여러가지 외부 스트레스 요인으로 부터 이를 극복할 수 있는 힘을 가지는데 이를 정신 면역이라고 한다. 우리 몸의 정신, 구조, 기능 중 어느 한 곳에서 불균형이 생겨 조화가 깨지게 되면, 외부 자극에 저항 할 수 있는 힘 즉, 정신적 면역력이 떨어져 마음에 병이 찾아올 수 있다.

우리 몸의 깨져있는 조화를 찾아
정신 면역력을 높여주면, 스스로 마음의
병을 치유할 수 있다.

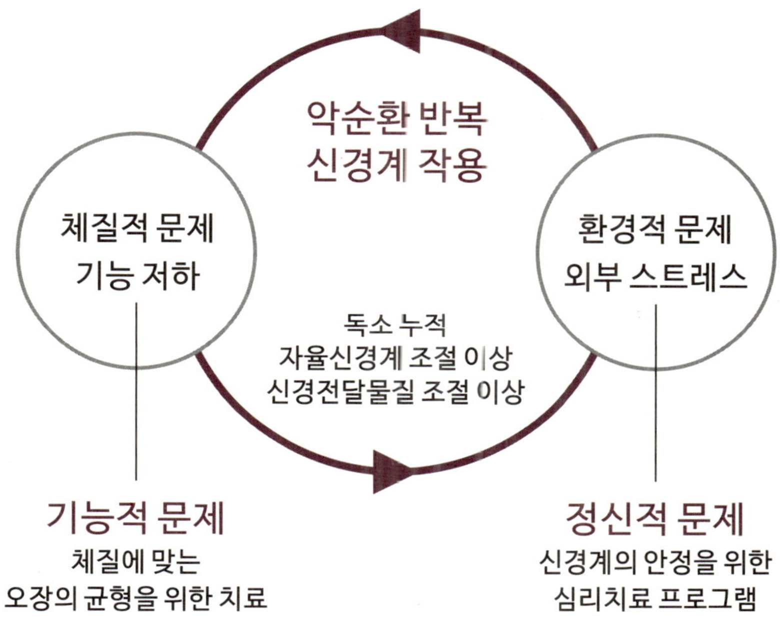

악순환의 고리를 끊어
신경계 조절 기능을 정상으로!

정신 스트레스를 장기간 받으면 우리 몸의 기능에 손상을 주게 되고, 오장의 불균형을 가져와 기능적 문제가 발생하게 된다. 오장의 균형은 자율신경계 조절과 신경전달물질 조절의 이상을 가져와 다시 정신적 안정을 방해하게 되는데, 이런 상호 악순환의 고리를 끊는 것이 바로 한방 신경정신질환의 치료 핵심이다.

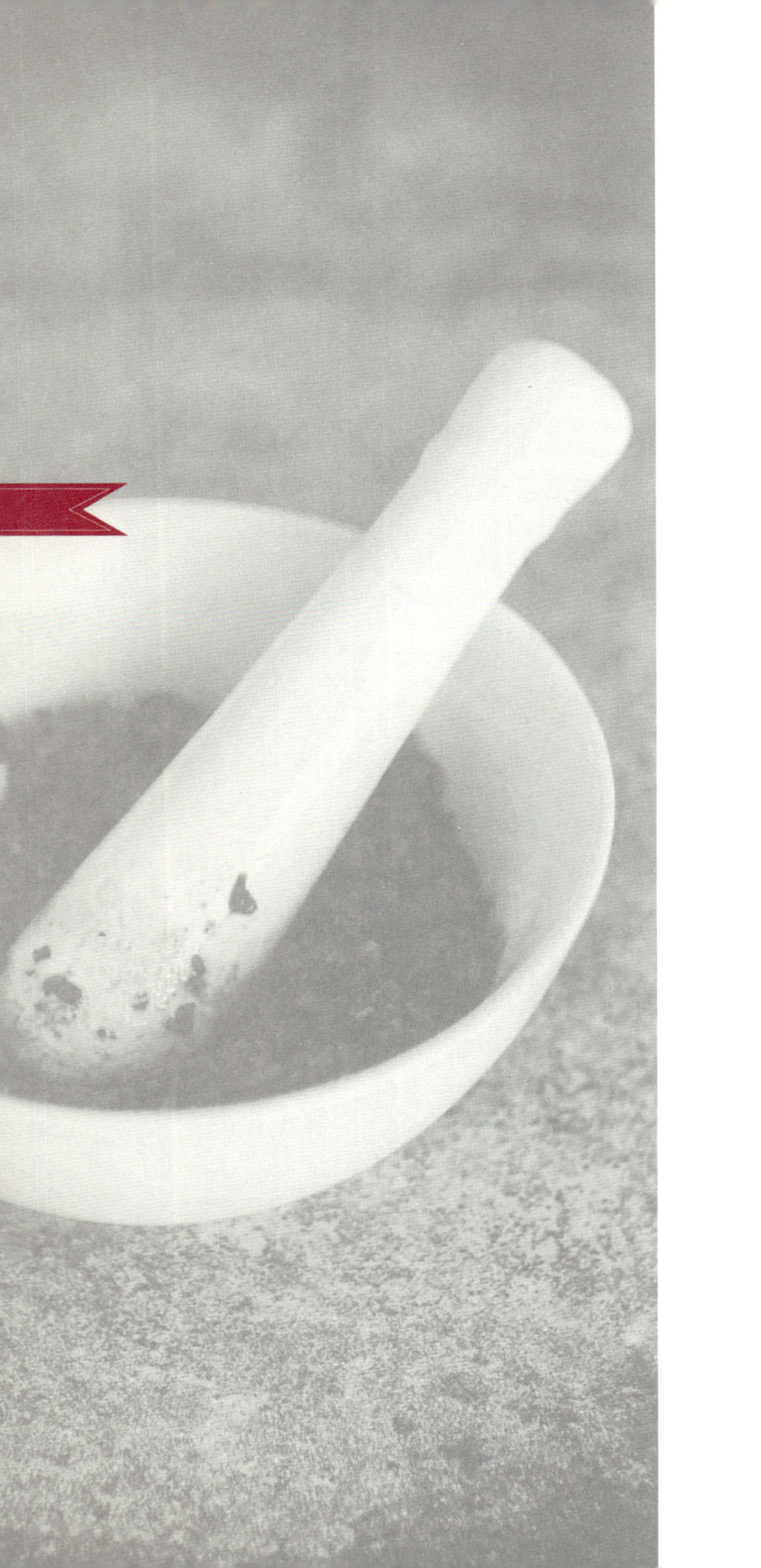

오지 상승 요법

오지 상승 요법

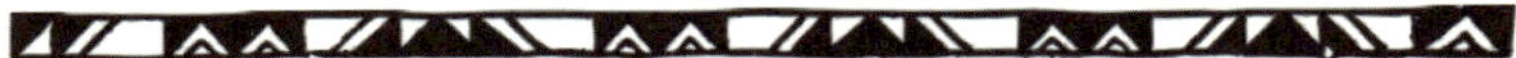

　　오지 상승 요법은 전통 한의학의 오행 이론을 현대적으로 해석
하여 응용한 심리 치료 요법이다.

기쁨	화가 남	생각	슬픔	두려움
희	노	사	비	공　→　공포(공황 장애)
木	火	土	金	水
심장	간	비	폐	신(콩팥)

　　예를 들어 '공'에 해당하는 공포가 원인이 된 공황 장애 환자가
필자의 한의원에 많이 내원하는데 공포를 다스리는 것은 인지 행
동 요법이다. 즉, 생각을 자꾸 밟아 나가는 것인데,

을 생각하게 하는 것이다, 만약 "생각의 강도를 높였더니(사, 土) 공의(공, 水) 기운이 약해지더라!"처럼 어느 부정적인 기운을 치료하기 위해 다른 어떤 기운을 강하게 했더니 반대로 부정적인 기운이 약해진다는 의미다.

슬퍼하는(비, 金) 감정이 강할 경우 기쁜 감정(희, 木)을 강하게 해줬더니 슬퍼하는 기운이 낮아졌다. 단순히 치료자가 환자한테 웃긴 이야기를 해줘서 기쁘게 한다는 차원이 아니라 '환자가 삶의 이면을 보게 하는 연습'을 하게 해주는 것이다.

예를 들어 24세 여성 환자가 있다. 이 여성 환자는 똑똑한 편이었는데 대학도 누구나 괜찮다고 하는 대학에 입학해서 열심히 다니고 있을 때 그만 부모님의 사업이 실패해서 가정형편이 어렵게 되었다.

가정 형편이 이렇게 되었으니 어머니는 환자한테 "집이 이렇게 어려우니 네가 좀 돈을 벌어라."라고 했다는 것이다. 여성은 꿈도 있었기에 나름대로 인생 계획도 있었던 것 같다. 그러나 꿈을 이루기 위한 기본적인 준비 및 과정을 거치지 않고 생업에 뛰어들게 되어서 본인의 전공이나 꿈과는 상관없는 일을 하게 되었고 나이마저 어리다 보니 아르바이트도 여러 가지 많이 했다고 한다.

필자가 이 여성 환자와 상담을 하면서 '환자 스스로 굉장히 얽매여 있다.'는 느낌을 받았는데 어머니의 요구대로 일을 계속하다 보니 연애도 못 하고 교우 관계도 제대로 갖지 못하는 등 본인의 꿈은 물론 모든 것이 엉망이 되었다고 한다. 필자는

"고생을 정말 많이 하셨어요. 그런데 그 4년이라는 시간이 헛되지는 않았을 겁니다. 어떻게 생각하면 그 기간에 부모님께 효도를 다 했다고 생각해보면 어떨까요? 사람이 살다 보면 순간순간 효도를 하지 못했다는 생각에 후회하게 되거든요? 그런데 타의에 의해 긴 시간을 힘들게 보냈다 해도 어쨌든 부모님을 도와드렸고 효도했으니 그래도 잘했다고 생각을 바꿔 보는 겁니다."

그러니까 부모님을 원망하고 자신을 좁은 틀 안에 얽매이게 하면서 부정적인 생각(슬퍼하는, 비, 金)에 깊이 빠지기보다는 스스로 '그래도 참 잘했어. 넌 효도한 거야. 그 시간이 내게는 큰 공부가 되었을 게 틀림없어!'라고 뿌듯해하고 기뻐하는(기쁜 감정, 희, 木) 습관을 지니려고 자꾸 노력하다 보면 나를 지배하고 있던 '부정적인 감정을 긍정적인 감정으로 극복할 수 있다.'라는 원리다.

부정적인 느낌의 기운을 내리게 하려면 긍정적 느낌의 기운을 올리도록 생각의 변화를 가지자는 것이다. 만약 누군가 때문에 미칠 정도로 괴로울 때 도리어 측은지심을 가져보는 연습을 한다면 본인을 억누르며 고통을 주던 그 감정이 조금은 누그러지며 몸과 마음이 편안해짐을 느낄 수 있다.

이런 오지 상승 요법을 거창하게 생각하지 말고 실생활에서 자연스럽게 응용하여 실천한다면 환자들한테 정말 현실적인 도움이 될 것이다.

 분노가 치밀 때, 상대를 때리고 싶고 더욱 위험한 행동을 하고 싶을 때 공포심을 갖게 하는 것이다. 그 환자가 사회 질서에 대한 최소한의 두려움을 가지고 있는 사람이라면 본인이 그렇게 위험한 행동을 실천했을 때 따라오는 어려움을 일깨울 수 있다.

"○○○씨가 화를 참지 못해 상대를 심하게 때렸습니다. 그 이후 당신은 어떻게 될까요?"

"경찰차가 오겠죠."

"그런데 누군가 나오는데 ○○씨 아내분인 것 같습니다. 많이 울고 있는데요. 아이도 보이는데, 누구죠?"

"제 딸입니다."

"따님은 이제 초등학생 정도로 보이는데요. 엄마 옆에서 떨고 있어요.”

“…….”

“경찰이 당신을 연행하고 있습니다. 일단 유치장으로 데리고 가는군요. 유치장에서의 생활은 어떨 것 같으세요?”

“많이 불편하겠죠.”

“그렇죠? 모르는 사람들과 찬 바닥에 있어야 하고, 형사들은 강압적일 수도 있겠고요.”

“예, 자존심이 상할 것 같습니다.”

“○○○씨가 유치장에 있는 동안 아내분과 어린 딸은 어떻게 하고 있을까요?”

“제가 없으니… 생활비를 줄 사람도 없고, 아내와 딸을 보호해 줄 사람도 없고요. 울고만 있을 것 같습니다…….”

이 정도의 대목에서 분노 조절 장애 환자는 울컥하여 눈물을 보이기도 한다. 그러니까 본인이 분노 조절을 하지 못하여 위험한 행동을 했을 때 이어서 따라오는 상황들에 대한 현실적인 공포심과 압박감을 정확하게 느끼게 해줘 분노의 감정을 조절하는 훈련을 하게 하는 것이다.

노하는(간, **火**) 감정을 공포, 두려운(공, 신장, **水**) 감정으로 눌러주는 것이다.

오지 상승 요법은 한방 신경 정신과만의 독창적인 요법이며 효과가 우수하다. 오지 상승 요법으로 환자를 치료하는 과정은 이렇다.

■ 만약 환자가 분노 조절 장애를 가지고 있다면 치료 한약을 처방하고
→ 생활 속에서의 오지 상승 요법을 알려주는데 필자의 심리 상담에서도 시행하고 있다.

오지 상승 요법이 꼭 필요한 이유는 환자가 자신을 차근차근 돌아볼 수 있게 생각을 밟아주는 것이 치료 과정에서 정말 중요하기 때문이다. 즉, 환자가 주인공이 되어 자기 주도적인 입장이 되어 치료해 나가는 것이 치료에 긍정적이다.

존재는 바라보는 시각에 따라 다르다.
믿고 하다 보면 언젠가는, 그 끝에는 내가 원하는 상이 있다.

필자가 환자한테 하지 않는 얘기가 있다.

"마음먹기에 달렸습니다."

왜냐하면 환자들은 "그걸 누가 모릅니까?"라는 마음이기 때문이다. 그저 필자는 환자한테 인내심을 가지고 계속 질문하고 환자는 필자한테 대답하면서 방법을 찾아가다 보면 "마음먹기에 달렸습니다."라는 위로가 되지 않는 말을 굳이 하지 않아도 환자 스스로 편안해지는 시기가 온다.

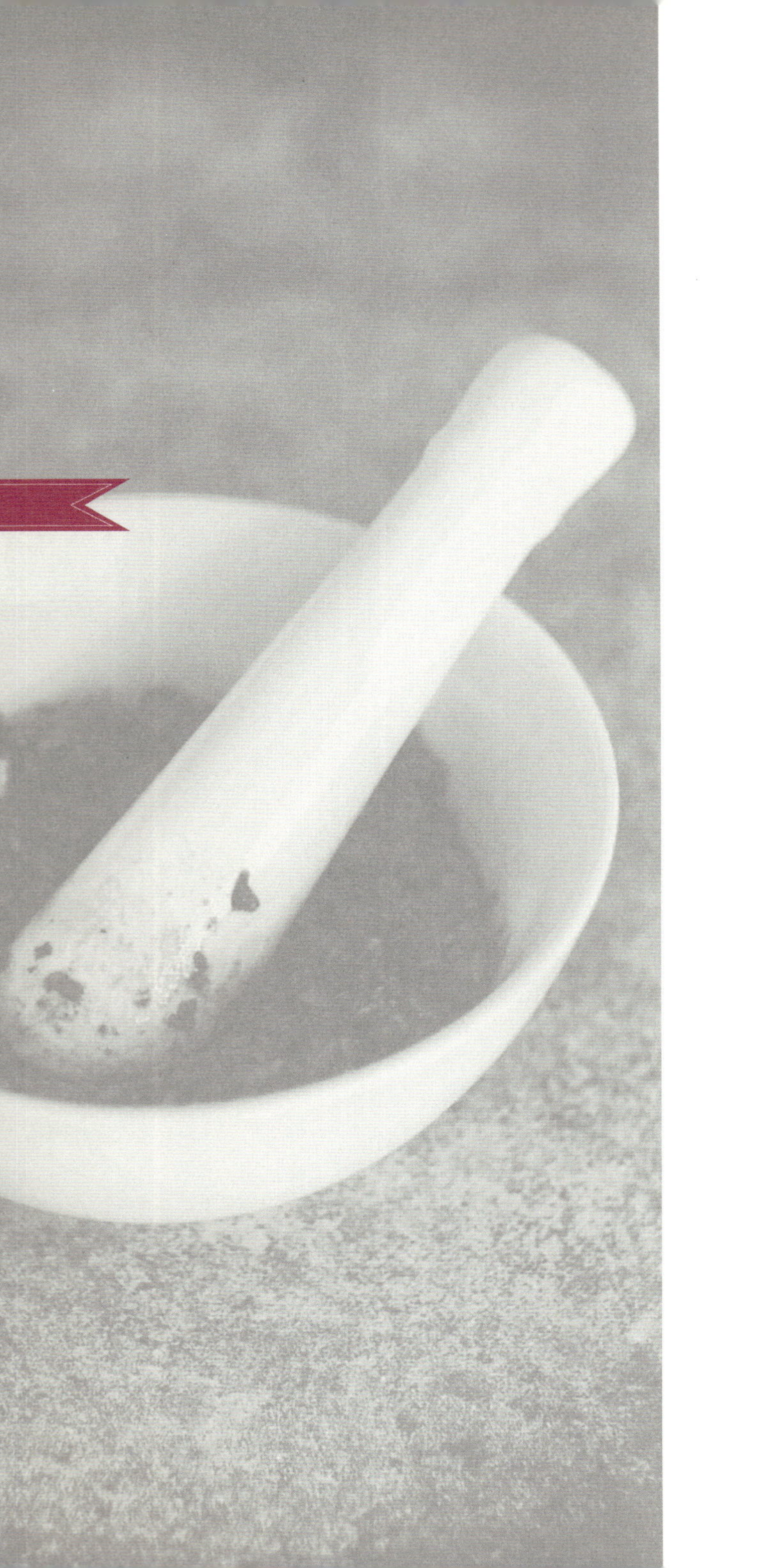

우울장애

여자의 기혈을 많이 소모하는 산후 우울증

보통 여자들은 출산 후에 우울감을 느낀다. 10명 중 약 8명 이상은 우울한 감정을 느끼는데 그 정도가 지나치면 우울증이 된다. 몸이 힘든 것을 넘어서 아이가 싫고 남편도 싫고 무기력해지면서 아무것도 하기 싫고 밥도 먹기 싫다. 이런 것이 우리가 흔히 알고 있는 산후우울 증상인데 "호르몬의 변화다."라고 얘기하기도 한다. 하지만 한의학적으로 봤을 때 '출산을 한다.'라는 것은 혈을 대단히 소모하는 것으로 본다.

자궁은 '혈실(血室)'(피의 집)인데 그 '혈실'에서 기혈을 많이 소모하다 보니 기운이 아무리 건강한 사람도 기운이 많이 빠지면 짜증이 나는 법인데 '출산한 산모'는 더욱 힘들다.

산후우울증을 겪고 있는 환자를 지켜보다 보면 현재의 우울 증상에는 반드시 원인이 있다는 걸 알 수 있다. 일반적인 산후 우울증의 사례를 떠올려 보면 남편이 육아, 가사를 잘 돕지 않아 부부 관계가 악화하였는데 거기에다 경제적 어려움 등으로 인해 갈등이 더욱 심해져 오는 산후 우울증이 있다.

그런데 꼭 그런 상황의 산모만이 산후 우울증을 겪는 건 아니다. 산후 우울증에 걸린 환자(산모)의 치료를 위해 가족이 한의원에 총출동하는 경우가 있다. 환자의 친정식구, 남편, 아기까지 함께 한의원에 오는 경우는 '산후 우울증에 걸린 환자(산모)'의 치료를 위해서인데 가족이 매우 화목하다.

그러니까 가족이 산모를 도와주지 않아 힘들어 산후 우울증에 걸렸을 것이리라 보통 생각할 수 있지만 가족이 정성을 다해 도와주고 관심을 가져 주는 환경의 큰 어려움이 없는 산모도 산후 우울증을 겪는 경우가 많다.

뉴스에서 종종 접하는, 생활고를 겪는 아니면 부부갈등이 심각해서 산모가 아기와 함께 목숨을 끊는다든지 하는 극단적인 상황을 택한 산모가 산후 우울증을 겪었을 것이라고 필자도 생각했었는데 막상 진료실에서 만난 나쁘지 않은 환경에서 산후 우울증을 겪는 환자들을 보며 혼란스러운 감정을 느꼈다.

이슈화 되는 극단적인 상황의 환자는 오히려 낮은 비율인 것 같고 주위에서 쉽게 만날 수 있는 산후 우울증 환자(산모)는 좋은 환경에도 불구하고 우울증을 겪는 경우가 더욱 많다.

나쁘지 않은 환경에서도 산후 우울증을 겪는 환자를 진료하다 보면 단순히 '현재의 문제가 아닌 과거의 문제'나 각자의 '기질적 특성'에서 우울증의 원인인 것을 알 수 있다.

먼저 기질적 특성으로 보자면, 걱정을 앞서하고, 확대해석하는 경우 '내가 과연 아기를 잘 키울 수 있을까?'라는 불안감에 깊이 잠겨 고민한 나머지 육아라는 현실에서 도피하고 싶어진다.

이런 유형의 환자를 진료하면 정작 본인의 성향을 잘 알지 못하면서 "왜 이렇게 힘든지 모르겠습니다."라고 하다가 필자와 단계적인 상담을 통해 비로소 스스로 기질적 특성을 알게 되는 경우도 있다.

특히 산후 우울증에 걸린 산모의 어린 시절을 돌아봤을 때 '부모와 관계가 좋지 않았는데 지금의 나는 아기를 낳은 엄마가 되어서 아기를 전적으로 책임지고 잘 키워야 하는데 과연 그렇게 할 수 있을까?'라는 불안감에 '걱정을 앞서하고 확대해석하는 산모의 고유기질'이 결합하여 더욱 힘들어진다.

또 다른 경우가 있는데 직장을 다니는 아기 엄마인 경우 출산휴가를 끝내고 직장에 복귀했을 때 '아기는 어떻게 하지?', '직장에 복귀해서 예전처럼 업무를 잘할 수 있을까?', '이렇게 힘든 사회에서 내가 아기를 정말 잘 키울 수 있을까?'라는 등의 고민으로 산후 우울증에 걸리는 경우도 있다.

정확한 불안 원인이 있는 산후 우울증의 경우 그 불안감(원인)이 과연 정당한 것인가를 일깨워 주는 것이 환자의 치료 과정 중 매우 중요한 과정에 속한다.

모순되게도 사람들은 내가 왜 불안한지를 잘 모른다. 막연하게 "그냥 우울해요!"라고 하면서 원인즈차 모르는 경우가 참 많은데 그것을 찾아 환자에게 도움을 주는 것이 치료자의 역할이다.

필자가 치료하는 산후 우울증 환자(산모)를 보면 '의존적 성향'의 기질을 가진 사람이 꽤 있는데 이런 기질이 출산 하게 되면 '자녀가 매우 부담스러운 존재'로 여겨지게 된다. 아기에게 모유를 먹이고, 좀 더 크면 밥을 먹여 유치원에 보내는 등의 일반적인 육아에 대해 당연히 실천하고 있지만 안개 낀 듯한 불투명한 미래에 '파국화 정서'를 가지게 되면서 산모는 더욱 고통스러워 진다.

'파국화(catastrophizing) 정서'란 자신의 생각 중 두려운 면을 강조하여 극단적이고 부정적으로 사고하면서 결과에 대한 재앙적 사고를 하는 것을 말한다.

이런 유형의 환자는 가장 먼저 산모의 출산 전 신체적, 정신적 상태를 알아보는 게 중요한데 환자 본인과 가족에게 확인할 수 있다. 이야기를 들은 후에는 해당 환자를 어떻게 치료할 것인가를 신중하게 판단한다.

왜냐하면, 파국적 정서로 자신을 몰아가는 부정적 성향의 환자인 경우 치료 기간이 길게 소요될 수 있으므로 좀 더 적극적이고 세밀한 치료 과정들이 필요하기 때문이다. 이와는 다르게 아이에 대한 부담감, 직장 문제 등 단편적 문제가 산후 우울증의 원인이 된 환자의 경우에는 해당 문제 극복에 대해서만 정확하게 집어 치료하면 치료 기간이 짧아질 수 있다.

치료의 난이도

단편적인 이유　　　　　　과거의 병력
(비교적 단기적 치료 필요)　　(장기적인 치료 필요)

심리 치료, 약물치료, 인지 치료

산후 우울증은 기분의 변화뿐만 아니라 신체 증상을 동반하게 되는데 어지럽고 소화가 잘 안 된다든지 잠을 자지 못 한다 등의 증상들이다. 산후 우울증 치료 예후는 이렇다.

■ 아이에 대한 부담감, 직장 문제 등 산후 우울증의 문제가 단편적인 경우에는 치료가 비교적 쉽다. 이 경우에는 총 12회 차 정도의 치료 기간만 가져도 치료 효과가 좋을 수 있다.

■ 그러나 단편적인 원인 이외에 좀 더 근본적인 원인이 있는 경우는 치료가 쉽지 않다. 치료 기간을 잘 지키지 못하고 환자가 힘들어하는 경우 좋지 않은 상황을 만들기도 하는데 환자 스스로

해를 입히는 경우도 있지만, 아이에게 장애를 일으키게 하기도
한다.

　예를 들면 아이에게 정서적으로 좋지 않은 영향을 끼치게 되어
틱을 유발하는데 일조하는 등 아이에게 큰 피해를 주는 경우가
놀라울 정도로 많다.

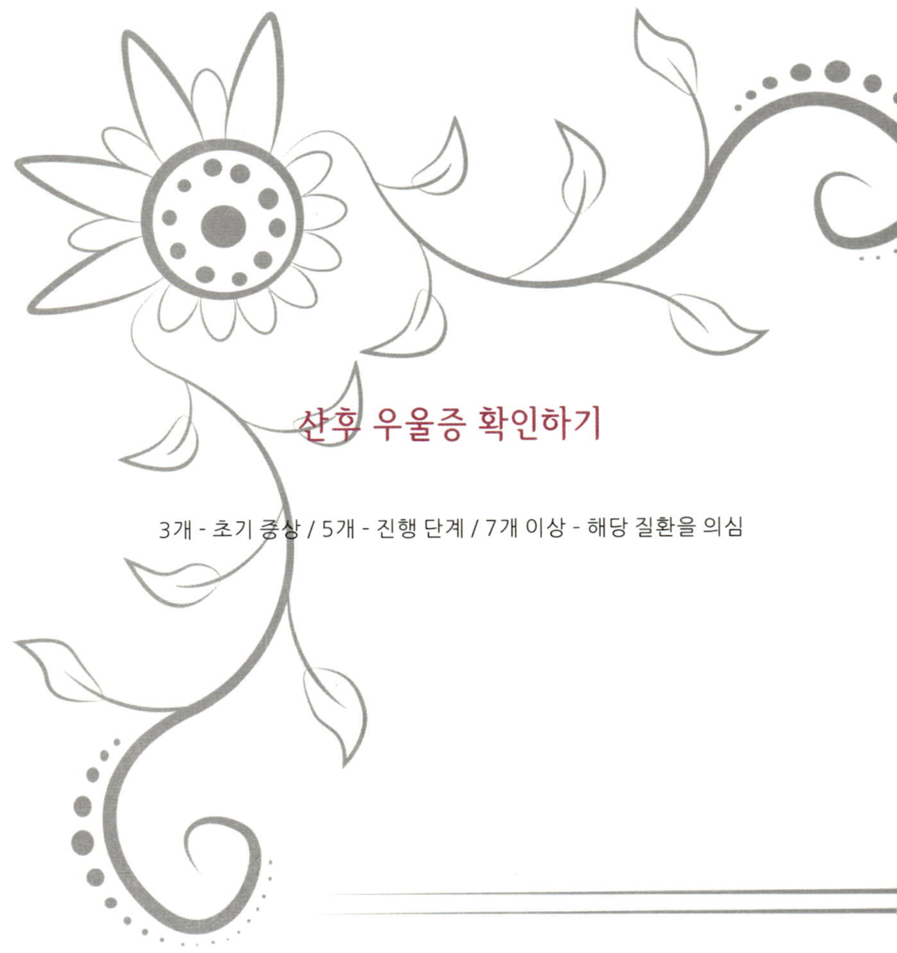

산후 우울증 확인하기

3개 - 초기 증상 / 5개 - 진행 단계 / 7개 이상 - 해당 질환을 의심

(1) 온종일 우울한 기분이 반복된다. ☐

(2) 도무지 즐거운 일이 없다. ☐

(3) 불면증에 시달린다. ☐

(4) 입맛이 없다. ☐

(5) 안절부절못하거나 몸이 처져 있다. ☐

(6) 피곤하고 기운이 없어 아무 일도 할 수 없다. ☐

(7) 사고력과 집중력이 떨어지고 뭔가를 결정하지 못한다. ☐

(8) 내가 무가치하게 느껴지고 부적절하게 죄책감을 느낀다. ☐

(9) 죽음, 자살 생각이 나거나 시도 경험 혹은 계획이 있다. ☐

아픈 아이는 엄마를
살펴야 한다.

일례로 틱 장애 아동 환자를 치료하다가 아이의 어머니를 보면 어머니가 치료가 필요한 경우가 있어 마음이 답답할 때가 있다. 뭐라고 할까…….

사람의 눈을 보면 그 사람의 심리 상태를 어느 정도 알 수 있는데 틱 장애 아동 환자 어머니의 눈을 보면 좋지 않은 기운이 번득일 때가 있다. 모두 그렇다는 것은 아니지만 그런 경우가 종종 있다는 건, 문제가 있어 진작 치료받아야 할 어머니의 불안한 성향이나 말과 행동이 소중한 자녀에게 틱 장애에 영향을 주었다는 것이라는 것도 알려주고 싶다.

물론 틱 장애 자녀를 돌보던 어머니가 스트레스가 쌓이고 힘들어 정상적인 모습에서 벗어난 건지 아니면 원래부터의 어머니 상태가 치료가 필요했는데 적절한 치료를 받지 않아 자녀에게 영향을 끼쳐 자녀가 틱장애를 앓는데 영향을 준것 인지 선, 후를 단정 짓기는 어렵다.

그러나 틱 장애 아동 환자 10명을 치료한다면 약 8명 정도 환자의 어머니가 정서적으로 지쳐있다는 것은 부인할 수 없는데 이건 필자만의 개인 의견이 아니라 틱 장어 아동 환자를 진료하는 많은 한의사가 공통으로 하는 얘기다.

흥미로운 점은 아버지의 경우는 잘 해당이 되지 않는데 주 양육자가 어머니의 비율이 높아서일 수도 있다. 즉, 어머니의 정신이 건강해야 자녀의 몸과 마음이 건강하다는 것이 치료 과정에서도 증명되는 것이다.

이런 경우에는 한의사가 아동 환자를 치료하면서 어머니에게도 함께 치료를 권할 때가 있는데 직접적인 원인을 들면 대부분 응하지 않는다. 이유는 본인한테 아무런 문제가 없는데 '치료를 권유받는 것'에 대한 불쾌감과 왜 그래야 하는지 이해할 수 없다는 마음 때문인 것 같다. 아이와 어머니가 함께 치료를 받게 되면 예후가 좋은데 무척 아쉽다.

의존적 성향의 다른 예

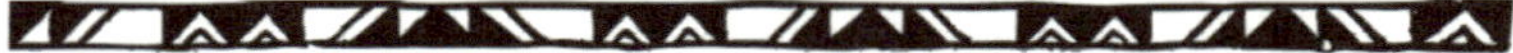

의존적 성향의 환자는 결정 장애 성향까지 함께 있는 경우도 많은 것 같다. 결정 장애는 A라는 문제의 답과 B라는 문제의 답을 이미 알고 있는데 그 두 가지를 맞닥뜨릴 용기가 없는 것이고 자꾸만 회피하려 하는 습관화된 기질이다.

아주 작은 문제부터 의존하고 회피하는 성향이 있을 때 나중에 만약 특정 인물에게 의존하게 된다면 무엇이든 결정하지 못하고 기질이 점점 심화하여 정말 큰 문제가 발생하게 된다. 본인의 문제를 해결하고 결정해주는 존재에게 잘 보이기 위해 '상식으로는 이해할 수 없는 행동'을 하기 때문이다.

어떤 20대 후반 여성 환자의 경우 공황장애로 내원했는데 치료를 하다 보니 의존적 성향이 매우 강한 환자였다. 이 환자는 남자친구와 교제하면서 전적으로 의존했지만 결국 헤어지게 되었고 이후 어려움이 더욱 깊어져서 공황장애로 발전하게 되었다.

남자친구와의 결별이 공황장애의 원인이라고 생각해서 계속 치료를 하다 보니 과거 환자의 부모에게서 불안의 원인이 발견되었다.

환자의 아버지는 환자의 어머니를 자주 폭행했는데 어린 시절부터 그것을 고스란히 보고 자랐고 억울하게 폭행을 당하는 어머니가 불쌍했지만, 직접적인 도움을 줄 수도 없는 환경인데 고유 기질인 의존적 성향까지 있던 터라 성인이 되면 '괴로운 이 상황에서, 가정에서 벗어나고자' 간절히 원했다.

성인이 되어 남자친구와 교제도 하게 되었는데 남자친구는 이 환자한테 도피처였다. 이 남자와 나중에 결혼하게 되면 불행한 가정에서 도피할 수 있다는 생각이었는데 남자 친구는 환자의 그런 부분을 전혀 알지 못했다.

의존적 성향을 가진 사람들의 가장 큰 문제점은 '의존하는 대상'이 소멸할 경우 알 수 없는 결과를 초래할 수 있다는 것이다.

환자는 의존하던 남자친구와 결별한 후 신체적 이상을 일으켰는데 온몸에 벌레가 기어가는 것 같고 누워도 잠을 잘 수 없고 어깨에 무엇인가 앉아 있는 것 같아 '귀신이 쓰인 것 같다.'라는 공포까지 느꼈다. 여러 상황을 종합하여 판단해보니 불안으로 인한 공황장애였다.

부모의 세심한 관찰이 필요한
청소년 우울증

청소년 우울증은 한 마디로 부모에게 침묵시위를 하는 것이다. 부모한테 불만이 있지만 적절하게 표현을 하지 못하므로 무기력해 보이며 소통을 하고 싶어 하지 않는다.

우울증 증상을 보이는 청소년의 특징 중 하나는 신체적 증상을 호소하는데 두통, 복통, 불면증 등이다. 어머니가 보기엔 신체적으로는 문제가 없어보이는데 우울증을 겪는 아이는 여러가지 신체증상으로 힘들다고 한다. 그런데 사실 아이는 정말 힘들다.

폭넓게 얘기하면 꼭 부모에게로 향한 불만만 있는 게 아니라 학교, 친구, 사회 등에 대한 불만 등 불만의 대상은 다양하다. 하지만 아이들 스스로 불가항력적인 상황에 무기력해져서 우울증이 오는데 이럴 때 세심한 관찰 없이 부모가 바로 공격적으로 반응해서 아이에게 "너, 도대체 왜 그러냐?"라고 다그치면 절대 안 된다.

이런 경우도 있다. 자녀의 우울증이 깊어지는 것 같아 고민 끝에 부모가 아이를 한의원에 데리고 왔는데 한의원 입구에서 부모와 아이가 크게 싸우고 끝내 내원하지 못하고 돌아가는 상황이 된 것이다.

평소 우리 아이의 이상 행동과 증상이 염려된 부모가 상담을 받게 하려고 아이를 데리고 왔는데 "정신과 진료를 받아 보자."라는 얘기는 차마 하지 못하고 그냥 "한의원에 한약 좀 지러 가자!"라고 한 건데 아이가 막상 한의원까지 오니 입구에 '정신과 진료'에 관한 간판 안내문이 있으니 발끈한 것이다.

부모에게 속았다고 생각하여 기분이 상한 아이는 한의원에 들어가지 않겠다고 고집을 부리고 부모는 어떻게든 데리고 들어가려고 설득을 하다가 나중에는 언성을 높여 서로 싸우게 되어 결국 한의원의 첫 번째 계단에 발도 올리지 못하고 돌아가기도 한다.

부모가 상담까지 하려고 아이를 어렵게 한의원에 데리고 왔을 때는 서로의 관계가 이미 악화하였다는 건데 이런 좋지 않은 상황에서 정신과 진료를 받으라고 하니 아이가 반발하는 건 너무 당연하다. 그렇다고 한의원 입구에 있는 진료과목 간판을 치울 수도 없고……

이런 상황이 발생하기 전에, 그러니까 아이를 한의원에 데리고 오기 전에 부모가 "한의원에 한약 지러 가자!"라고 하는 등의 얼버무리기 식 얘기를 한다거나 다그치지 말고 솔직하게 상황을 알리라고 하고 싶다.

"네가 이렇게 힘들어하는 이유가 뭔지 엄마도 정말 알고 싶고 도와주고 싶어. 그러니까 우리 상담 한번 받으러 가는 게 어떻겠니? 엄마도 너와 함께 상담을 받았으면 해."

물론 아이의 우울증이 깊어져 서로가 지친 상황에서 이렇게 이성적으로, 부드럽게 설득하는 것이 어렵다는 걸 필자는 잘 안다. 환자만큼이나 힘든 보호자의 마음도 진심으로 이해한다. 하지만 좀 더 건강한 가정의 미래를 소망한다면, 그것의 첫 번째 과정은 부모가 아이를 잘 설득해서 일단 아이가 무사히 상담을 받으러 오게 하는 것이 가장 중요하기 때문이다.

사춘기가 된 자녀와의 대화를 어려워하는 부모의 유형을 보면, 아이가 어릴 때는 어리고 얘기도 잘 통하지 않으니 진정한 대화 없이 지내다가 아이가 좀 컸다고 대화가 되겠는가?

부모와 자녀가 자연스러운 대화를 나누지 못하면서 생활하다가 몸과 마음이 부쩍 큰 아이가 청소년 우울증에 걸려 상황이 나빠지니 부모가 갑자기 뭔가 해보겠다고 무리하게 된다.

아이가 어릴 때부터 부모가 인격적으로 대했고 짧은 대화라도 꾸준히, 일관성 있게 나눴던 부모, 자녀 관계라면 그래도 풀어나갈 방법이 있는데 그렇지 않은 관계는 부모도 자녀도 많은 어려움을 겪게 된다.

특히 자녀를 독립된 인격체보다는 내 소유물로 생각하는 어머니가 있는데 이럴 경우 아이가 사춘기가 되면 더욱 어려워진다. 부모가 자녀를 어릴 때나 조금 컸을 때나 하나의 인격체로 대할 때 자녀의 몸과 마음은 건강해진다.

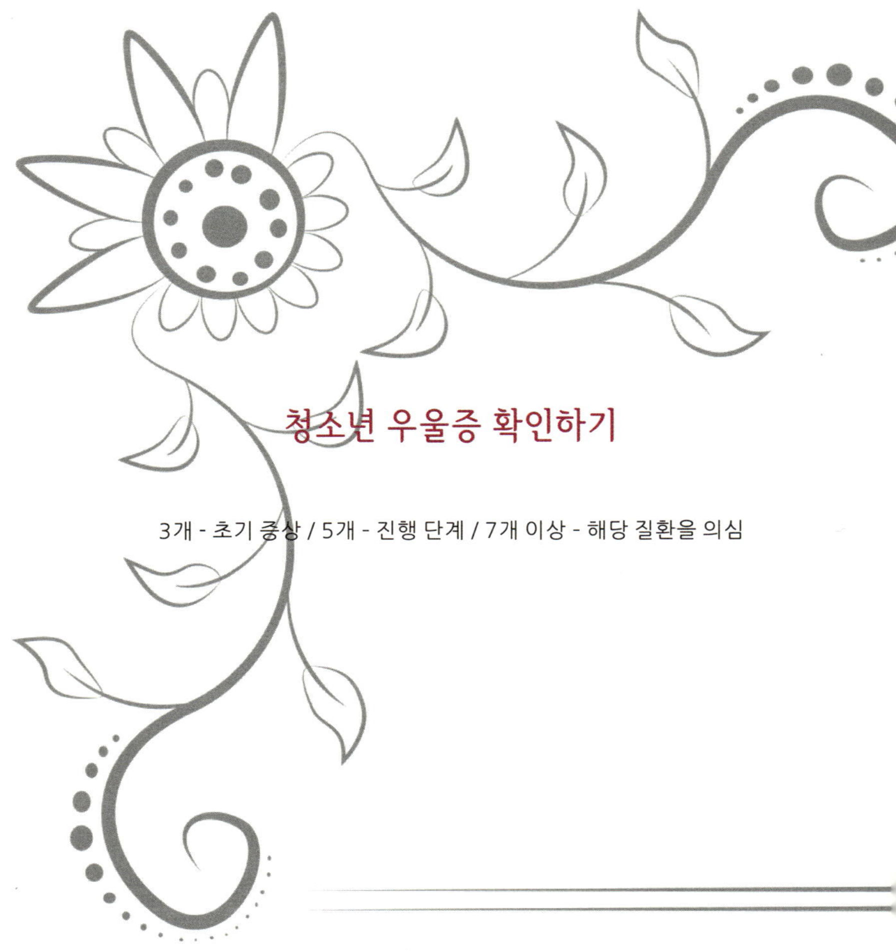

청소년 우울증 확인하기

3개 - 초기 증상 / 5개 - 진행 단계 / 7개 이상 - 해당 질환을 의심

(1) 갑자기 성적이 떨어졌다. ☐

(2) 잠을 너무 많이 자거나, 잠을 자지 않는다. ☐

(3) 갑자기 성격이 변한 것 같이 느껴진다. ☐

(4) 체중 변화가 눈에 띄게 보인다. ☐

(5) 표정 없이 멍하게 있을 때가 많다. ☐

(6) 대화를 하지 않으려 한다. ☐

(7) 사소한 일에 짜증을 내고 반항한다. ☐

(8) 학교 가기 싫다는 얘기를 종종 한다. ☐

(9) 두통이나 어지럼증을 종종 호소한다. ☐

아이에게 다양한
감정 물어보기

필자는 원칙을 둔 체벌에 대해서 찬성하는 편이다. 아이가 어른에게 공손하지 못한 말과 행동을 한다거나 일상에서 상식에서 벗어난 모습을 보일 경우 회초리로 손바닥이나 발바닥, 종아리를 정해놓은 횟수만큼 때리는 정도의 체벌 말이다.

훈육에서 이렇게 일관성 있는 규칙을 두는 것과 함께 부모가 자녀에게 꼭 해야 할 것이 있는데 바로 자녀에게 '감정을 물어보는 것'이다. 특히 청소년 우울증을 겪고 있는 아이가 현재 어떤 상황에 부딪혔는지 잘 알아야 하는데 그러기 위해서는 어릴 때부터 부모가 자녀에게 다양한 감정을 물어보는 것이 어려운 문제를 푸는 열쇠가 될 수 있다.

"○○야, 지금 기분이 어때?"

"슬픈 감정은 어떻게 표현할 수 있어?"

"○○는 막 화가 날 때 어떤 감정이 가장 먼저 들어?"

"속이 상한 것과 억울한 건 어떻게 다르지?"

와 같이 아이가 본인의 감정을 매우 세밀하게 인지하고 말할 수 있도록 부모가 대화를 유도해야 한다. 청소년 우울증을 치료하는 중요한 단계인데 이 단계를 거친 후 아이가 치료 받을 수 있도록 병원에 데려와야 한다.

그러나 아이가 청소년 우울증을 겪을 때 중독성과 내성이 높은 향정신성 의약품의 복용을 우선적으로 고려하는 경우 약을 잘 먹어 치료가 잘 된다면 좋은데 안타깝게도 재발하는 경우가 많다.

필자는 아이가 청소년 우울증을 겪을 때 일단 한의원으로 데리고 오라고 말하고 싶다. 왜냐하면 한약은 신경 전달 물질에만 국한되어서 그것에 관련된 약을 처방하는 것이 아니라 환자의 깨진 오장육부의 균형을 잡아주고, 신체 전체에 작용하는 약제를 처방하면서 결과적으로 신경 전달 물질까지 관여하는 약이기 때문이다.

가장 중요한 것은 환자의 몸을 상하지 않게 하면서 치료를 해주기 때문에 중독, 금단 증상과 같은 부작용에서 더욱 자유로울 수 있다. 약은 환자의 몸을 좀 더 건강하게 해주면서 치료가 되어야 하는데 향정신성 의약품은 '증상' 자체에만 초점을 맞추므로 '환자의 몸을 건강하게 하여 증상 개선에 좀 더 도움을 주는' 과정이 생략된 감이 있다.

쉽게 말하면 '그' 질병을 치료하다가 '다른' 곳의 건강을 해치지 않고 '그' 질병을 이겨내기 위해 '다른' 곳의 건강까지 치료하는 것이 바로 한방 치료다.

우울증 양방 약은 종류가 많다. 약마다 각 기전에 따라 호르몬에 작용하는 기능과 방법이 다르기 때문인데 어떤 환자에게는 어떤 약이 효과가 있기도 하고 어떤 경우는 실제 효과는 없지만 '플라시보 효과'라고 하여 마치 효과가 있는 것처럼 느껴지기도 한다. 약에 대한 심리적 의존도가 높을 때 그렇다.

우울증 약물이 부작용이 없다고 주장 하지만 현실적으로는 부작용을 호소하는 환자가 많다. 부작용이란 인지 기능저하, 추체외로계 증상 등인데 이러한 부작용을 생각할 때 처음부터 양방약을 먹게 하기보다는 한약치료를 하는 것이 훨씬 긍정적일 수 있다.

왜냐하면 한약은 정신과 약물 복용 시 가장 큰 단점인 중독성과 내성에서 자유로울 수 있기 때문이다. 그런데 처음부터 양방약을 먹은 환자들은 약을 끊기가 너무 힘들다고 토로하는 경우가 많다.

양방 정신과 약물에 얼마나 의존되었으면 이런 소리를 할까 싶어 필자는 정말 속상하다. 우울증 환자가 증상을 보인 최초시기에 한의원에서 체질에 맞는 치료를 받고 한약을 처방받아 복용해 나갔으면 환자의 몸이 상하지 않고 건강하게 치료가 되었을 것이라는 생각에서 그렇다.

여기에 적절한 심리 치료까지 병행되었다면 '강력한 약물에 찌들어 환자의 몸과 정신이 다 망가져서' 마지막으로 한의원을 찾지 않을 수도 있다.

치료를 시작하는 환자 중에 기존의 복용하는 약물이 있는 경우 "양약과 한약을 같이 복용해도 되는지요?"라고 궁금해하는데 답변은 "가능합니다!"이다.

앞에서도 말했듯이 한약은 신경 전달 물질에 국한되어 작용하는 것이 아니라, 균형이 깨진 오장육부에 균형을 맞춰 준다. 예를 들면 같은 우울증 환자인데 A라는 사람은 비장의 기운이 약하다면 비장의 기운을 보호하는 약을 쓰고 B라는 사람은 심장의 기운이 약한데 이럴 때는 심장의 기운을 보호하면서 우울증 치료를 한다.

양방 약을 먹는 환자라면 리바운드 현상을 막기 위해 갑자기 약을 중단하는 것이 아니라 일단 양방 약과 한약을 함께 먹으면서 점차로 양방 약을 조금씩 줄여나가는 과정을 거치는데 그러다가 나중에는 한약까지 끊으면서 마무리로 심리 치료를 하고 치료 과정을 마친다.

 필자가 심리 치료를 꼭 하는 이유는 '재발하지 않게 하려고'에 있다. 사람은 환경의 동물인지라 환자의 질병 유발 상황과 유사한 환경이 또 조성되면 재발할 수 있는데 그런 상황이 되어도 처음처럼 무너지지 않고 잘 극복할 수 있도록 하기 위함이다.

신체 증상까지 동반되는
우울증

우울증은 임상에서 보면, 습관으로 부정적 생각이 많거나 분노할 일이 오래되어 무기력해지거나 해결하기 힘든 근심할 일이 있는 경우 발생한다. 특히 단순한 우울한 감정을 넘어 불면증이나 피로감, 권태, 식욕 변화, 성적 문제, 인지기능 저하 등이 나타날 경우 치료를 받아야 할 우울증의 단계로 본다.

몸과 마음은 하나이기 때문에 반드시 함께 돌봐야 한다. 우울증이 신체 증상까지 동반되는 이유는 자율 신경계가 오랜 스트레스를 받아 여러 신체증상을 나타나게 하는 호르몬 축(HPA axis)까지 영향을 주는 것이다.

병이 수단이 되는 경우도 있다. '내가 우울증을 겪지 않으면 가족의 관심을 받을 수 없다.'라고 판단하여 신체 이상 증상을 호소하는데 예를 들면, 늘 무기력한 가장, 우울한 어머니 등 온 가족에게 본인의 증상을 끊임없이 호소하며 여러 가지 치료를 시도하여도 호전되지 않으며 여러 병원을 전전하는 경우가 있다.

이런 유형 환자의 경우에는 필자도 '과연 치료를 진행하는 것이 올바른 것일까?'라는 회의가 든다. 왜냐하면 이 환자들에게 통증의 호소는 관심을 끌고, 생존도구인데 굳이 치료하고 변화를 시켜야 하는지에 대한 고민이다.

환자 자체가 가족에게 늘 떼를 쓰고 호소하는 것으로 만족감을 얻고 있는데 필자가 환자의 심리 상태를 변화시키는 것을 도와서 "이렇게 해라, 저렇게 해라."라며 애쓰는 것이 진정으로 도와주는 것인지에 대한 것 말이다.

이런 환자의 경우에는 가족을 병원에 우르르 데리고 와서 본인이 우울증으로 힘이 드니 치료해 달라고 호소하는 것 자체가 이미 목적을 달성한 것이다. 낫기 위한 치료를 위해 한의원에 왔다기보다는 가족에게 "내가 정말로 이만큼 아프니 알아 달라!"라고 외치고 싶은 것이니까 말이다.

이런 유형의 환자는 꾀병이 아니라 분명하게 신체 이상 증상을 느낀다. 환자 본인이 통증을 느끼는 것은 맞는데 불안한 감정이 신체 이상 증상을 일으키는 것이다. 그래서 치료를 하더라도 원래 증상은 없어져 치료가 된 것 같다가도 또 다른 증상을 호소하는 끝없는 반복의 고리를 갖는다.

치료 결과에 영향을 미치는 요소가 있는데 환자의 지능, 인지 치료를 하고 싶은 의지 등이다. 예를 들면 본인의 외모, 성적 등에 대해 유발 원인을 단편적으로 불안해하며 고민하는 경우보다는 증상에 대해 철학적 접근이 가능하고, 본인의 증상에 대해 다면적으로 바라볼 수 있는 힘이 있는 환자들이 치료 예후가 오히려 좋다.

예외는 있는데 단편적인 고민, 불안으로 우울증을 겪는 '이해 정도가 약간 부족한 환자'라도 필자가 알려주는 방법을 성실하게 실천하는 환자는 치료 효과가 좋다. 하지만 아무리 인지 기능 및 지능이 좋은 환자라도 '다른 목적'이 있는 환자는 치료가 잘 안되는데 바로 앞에서 말했던 '가족에게 관심을 받고 싶은 우울증 환자'와 같은 유형을 말한다.

흥미로운 점은 앞에서 말한 '다른 목적'이 다양하게 있는 환자라도 부모가 환자인 경우에는 자녀가 끊임없는 치료 지지를 해주기가 힘들어하지만, 자녀가 환자인 경우에는 부모가 한없이 치료에 대한 의지를 보이는 걸 보면 내리사랑의 힘은 대단한 것 같다.

우울증의 치료 원리는 이렇다.

<u>첫째, 한약치료</u>
신체증상을 중독성과 내성이 없는 약물로
체질에 맞추어 복용하여 완화시켜 준다.

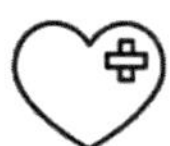

<u>둘째, 심리치료</u>
스스로를 힘들게 하는 문제의 원인을 정확하게 찾고
문제를 인식하는 관점을 바꾸어
환경 변화 없이도 심리적 안정감을 갖게 해준다.

연예인이 되고자 했던
여성

    20대 초반 여성 환자는 어머니가 본인에 대한 기대가 지나치게 커, 항상 인정받지 못한 경험이 낮은 자존감을 형성하여 별것 아닌 실수에도 좌절하며 우울증을 만성적으로 겪었으며, 사회생활을 시작할 무렵에는 일상생활에 무리를 주는 조증 상태까지 경험하게 되었다. 우울 삽화와 경증의 조증 삽화를 번갈아 보이는 양극성 장애를 앓게 되어 복용하는 향정신성 의약품을 끊고 싶어 치료를 결심하였다고 했다.

    어머니가 이루지 못한 연예인이라는 꿈을 어릴 때부터 강요받아 아동복 모델, 여러 오디션을 보며 유년시절을 보내고 기획사에 들어가서 연습생이 되었지만 뜻대로 일이 이루어지지 않고, 생각지도 않은 일을 당하다 보니 상황 변화가 힘들다고 느끼면서 무력감과 함께 우울증을 겪게 되었다.

이 환자는 필자와 꾸준히 상담하며 한약 치료도 했는데 이제는 연예인에 대한 꿈을(타의였지만) 접고 직장도 가지고 결혼도 하겠다는 생각마저 스스로 하게 되었다.

특히나 환자가 그렇게까지 힘들게 되었던 데에는 어머니의 영향력이 적지 않다는 것을 알고 어머니와의 분리를 성공적으로 하면서 현실을 좀 더 객관적으로 바라보게 되었기 때문에 치료가 잘 되었던 것 같다.

환자는 심리 치료와 함께 한약 치료도 했는데 일단은 환자가 너무 기운이 없고 입 마름(구갈)이 심했는데 심장 박동까지 매우 빨랐다. 1분에 100회 이상 맥박이 뛰는 빈맥(빠른 맥)이었다(이 환자는 선천적인 빈맥이 아니라 병증으로 인해 생긴 빈맥이었다). 한약 처방은 이렇다.

귀비탕 처방을 했고 환자가 복용한 후 기운이 난다고 해서
→ 백호탕(열을 내리는) 처방, 복용 후
→ 다시 귀비탕 처방을 했다.

귀비탕

정신신경증 질환에 사용하는 처방.

건망증, 신경성 심계 항진증, 불면증, 식욕부진, 빈혈, 위 무력 등의 증세에 사용한다. 이 처방은 부작용이나 습관성이 없으므로 고질적 불면증이나 신경쇠약 등에 많이 활용되고 있다.

백호탕

몸에 열이 몹시 나고 땀을 흘리며 가슴이 답답하고 입이 말라 물을 많이 마시며 혀가 벌겋고 누런 설태가 끼며 맥박 상태가 빠른데 쓴다.

환자들을 보면 본인이 정말 치료가 필요한지 잘 모르는 경우가 있는데 가벼운 증상같이 보여 지나치기 쉬우나 막상 치료를 시작하고 보면 심각한 상황이 대부분이다. 그러므로 스스로 판단해 병을 키우지 말고 한의원에 내원하여 제대로 된 상담과 치료를 받아 모두 건강을 지켰으면 한다.

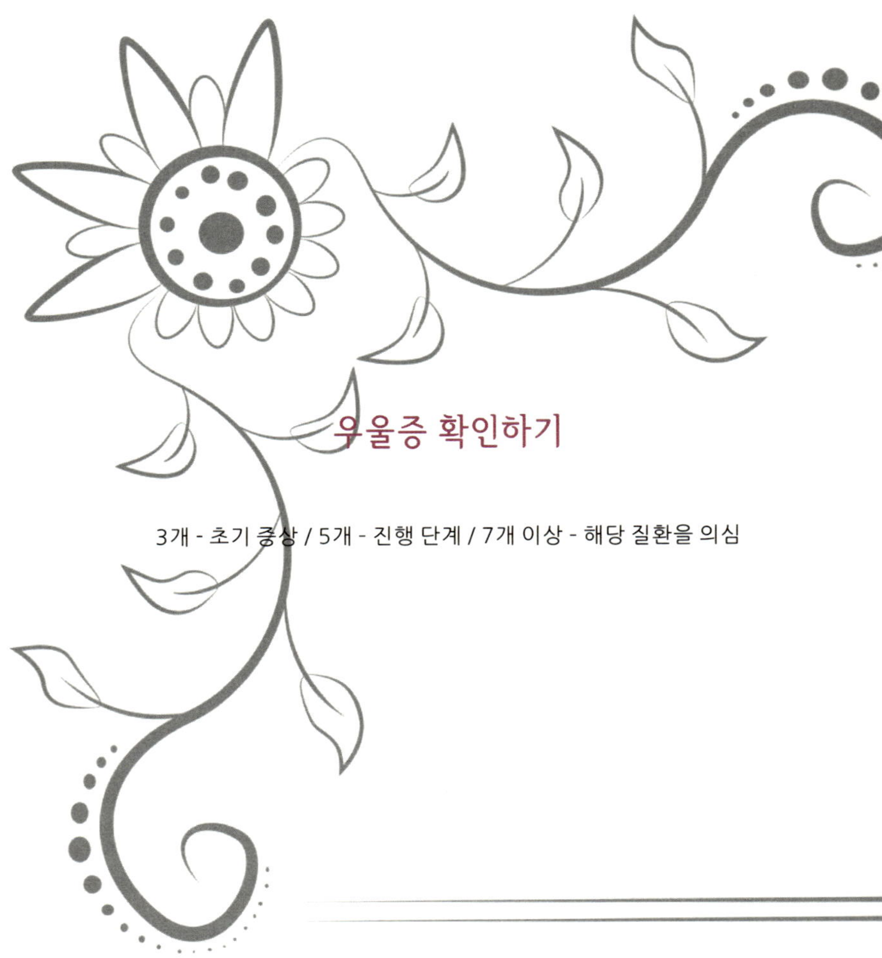

우울증 확인하기

3개 - 초기 증상 / 5개 - 진행 단계 / 7개 이상 - 해당 질환을 의심

(1) 흥미나 즐거움이 뚜렷하게 저하되어 있다. ☐

(2) 현저한 체중 감소나 체중 증가가 뚜렷하다. ☐

(3) 불면이나 과다 수면이 나타난다. ☐

(4) 정신 운동성 초조나 지체를 한다. ☐

(5) 피로감이나 활력 상실을 하게 된다. ☐

(6) 무가치감이나 과도하고 부절적한 죄책감을 느낀다. ☐

(7) 사고력이나 집중력의 감소, 또는 우유부단함이 나타난다. ☐

(8) 죽음이나 자살에 대한 반복적인 생각을 한다. ☐

우울증을 치료하는
생약 성분의 한약

우울증 치료 약은 크게 실증과 허증으로 나뉠 수 있다.

우울증 초기에는 억울하고 답답하며 분노, 초조함을 경험하는데 이때 울열이나 기체로 인해 신체 증상을 겪게 된다. 우울증 유병 기간이 오래되면 정기가 손상되어 기허, 혈허, 양허로 인한 신체 증상을 겪게 된다.

분심기음
자소엽(紫蘇葉) , 자감초(炙甘草), 반하 · 지각(枳殼) · 청피(靑皮) · 진피(陳皮) · 목통(木通) · 대복피(大腹皮) · 상백피(桑白皮) · 목향(木香) · 적복령(赤茯苓) · 빈랑(檳榔) · 봉아출(蓬莪朮) · 맥문동(麥門冬) · 길경(桔梗) · 계피(桂皮) · 향부자 (香附子) · 곽향(藿香) · 생강(生薑) · 대조(大棗) · 등심초(燈心草).

→ 내 맘대로 일이 되지 않아 가슴이 답답할 때, 특히 대소변이 잘 안 나올 때 쓴다.

기가 울체되어 온몸이 아프거나 부을 때도 쓸 수 있다.

육울탕

향부자(香附子) 8g, 천궁(川芎) · 창출(蒼朮) 각 6g, 진피(陳皮) · 반하(半夏 : 법제한 것) 각 4g, 적복령(赤茯苓) · 치자(梔子) 각 2. 8g, 사인(砂仁) · 감초(甘草) 각 2g, 생강(生薑).

→ 육울탕은 여섯 가지의 울체 된 것을 풀어 준다는 뜻을 가지고 있는데 기, 혈, 식, 습, 담, 화 중 특히 집중적으로 울체된 것을 풀어주기 위해 약재를 가감하기도 한다.

가미소요산

목단피(牧丹皮) · 백출(白朮) 각 6g, 당귀(當歸) · 적작약(赤芍藥) · 도인(桃仁) · 패모(貝母) 각 4g, 산치자(山梔子) · 황금(黃芩) 각 3.2g, 길경(桔梗) 2.8g, 청피(靑皮) 2g, 감초(甘草) 1.2 g.

→ 갱년기 우울증에 많이 쓴다. 예민하며, 이유 없이 흥분할 때, 오후에 더욱 피곤하며 때로는 얼굴에 열이 오르기도 할 때 쓰는 약이다.

온담탕

심담허겁(心膽虛怯)이라 하여 원래 잘 놀라고 불안해하며, 잠을 잘 이루지 못하는 경우에 쓴다. 어지럽거나, 메스꺼움, 가래가 있거나, 뚜렷한 원인이 없는 두통, 산부인과적 문제가 없지만, 냉이 많은 경우에 쓸 수 있다.

자음건비탕

백출(白朮) 6g, 진피(陳皮 : 소금물에 씻어 안쪽 면의 흰 부분을 긁어 버린 것) · 반하(半夏 : 법제한 것) · 백복령(白茯苓) 각 4g, 당귀(當歸) · 백작약(白芍藥) · 건지황(乾地黃) 각 2.8g, 인삼(人參) · 복신(茯神) · 맥문동(麥門冬) · 원지(遠志 : 법제한 것) 각 2g, 천궁(川芎) · 감초(甘草) 각 1.2g, 생강(生薑) 3쪽, 대조(大棗) 2개.

→ 오랜 정신적 스트레스로 인해 심과 비의 기능이 손상되어, 기혈이 부족하고 무기력하며, 어지럼증을 호소하는데 쓸 수 있다.

가미귀비탕

당귀(當歸) · 용안육(龍眼肉) · 산조인(酸棗仁) · 원지(遠志 : 법제한 것) · 인삼(人參) · 황기(黃耆) · 백출(白朮) · 복신(茯神) 각 4g, 목향(木香) 2g, 감초(甘草) 1.2g, 생강(生薑) 5쪽, 대조(大棗) 2개.

→ 병이 오래되거나 체질적으로 혈이 부족한 경우에 주로 쓴다.

이것저것 걱정하지 않아도 될 일을 생각하고 고민하여 심신이 허약해졌을 때 주로 쓸 수 있다. 생각이 너두 많아 건망이 있으며 피로하고, 고민이 되는 일이 있으면 심장이 두근거려 잠을 이룰 수가 없을 때도 쓸 수 있다. 보통 입닷이 없고 혈색이 없을 때 잘 듣는 약이다.

우울증 기억하기

우울증은 크게 실증(實證)과 허증(虛證)으로 나눌 수 있다. 우울증 초기에는 작거나 큰 사건으로 인한 정신적 스트레스가 발생해 화가 나고 답답한 마음과 원망이 생기며 목에 뱉어지지 않는 무엇인가 걸린 것 같거나 소화불량이 생기고 혹은 열이 나고 잠을 이룰 수가 없다.

간기울결(肝氣鬱結, 해독 기능장애) – 화가 나고 억울한 마음이 풀어지지 못하고 옆구리에 뭔가 가득 차 있는 듯한 느낌이 있다.

간울화화(肝鬱化化, 해독 기능장애로 간염, 지방간, 간 경화 등 간의 기질적 병변이 생기려는 상태)

담기울체(痰氣鬱滯, 대사순환 장애)

다음은 우울증을 오래 내버려 둘 경우 정신이 몸의 기능을 손상한 단계이다.

울상심신(鬱傷心神, 기분 장애로 인한 체력 저하 시작)

답답하고 억울한 마음이 가시질 않는다. 목에 무엇인가 꽉 막힌 것 같으며 가래 같은 것이 있다고 느끼기드 한다.

심비휴허(心脾虧虛, 기분 장애로 인한 소화기 손상)

생각과 근심이 많아 마음이 많이 상하고 소화기가 망가졌다. 사지에 힘이 없으며 입맛도 없고 무엇을 먹어드 소화가 잘 안 된다.

음허화왕(陰虛火旺, 호르몬 대사 장애)

무기력하고 힘은 없으나 위로 열감이 느껴진다. 얼굴에 홍조가 있거나 몸이 말라갈 수 있다. 이때 체온을 측정하면 정상, 저체온이 나올 수 있다.

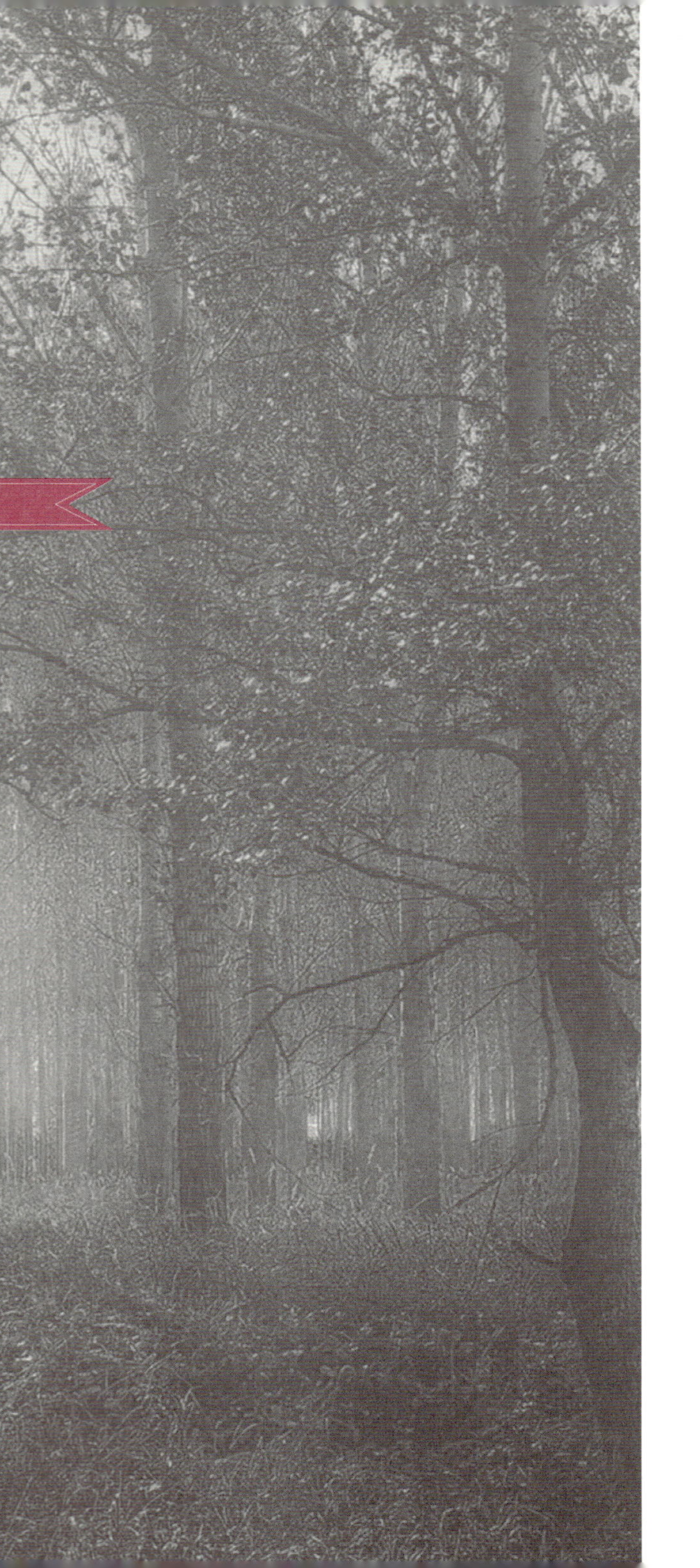

불안 장애

불안 장애란?
잘하고자 하는 사람이 겪을 수 있는 공황장애
아내를 사랑하지 않는 남편과 살며 불안하다
<공황 장애 확인하기>
죽음의 공포가 공황장애의 원인이었던 남성
공황장애 기억하기
외상 후 스트레스-이별 후상
<외상 후 스트레스 장애 확인하기>
포유류에서 발생하는 분리불안
<분리 불안 확인하기>

불안 장애란?

불안 장애는 하루아침에 생긴 질환이 아니다. 불안 장애는 공황 장애, 강박 장애, 외상 후 스트레스, 대인 기피증, 급성 스트레스 등을 일컫는데 요즘 생기는 치료 트렌드는 원인을 찾는 것보다는 현재의 문제를 해결하는 데에만 중점을 두고 있는데(아론 벡(Aaron T. Beck)의 인지 행동 치료에 준하여) 과거보다는 '지금, 여기'에 집중한다는 점에 있다.

하지만 불안 장애의 경우 병인을 오랫동안 가지고 있는 경우가 많으며 대부분은 어릴 적 부모와의 관계, 학창 시절, 교우 관계가 더해져서 성격적인 부분과 현재의 상황이 불안 장애를 초래하여 신체적, 정신적 증상이 발생하게 되었으므로 긴 시간이 걸리더라도 치료자와 면밀하게 원인을 파악하고 해결해야 한다.

불안 장애 환자는 낮은 자존감과 자신이 불리해지는 것을 마주하는 것에 대한 두려움 때문에 회피하려는 습관이 있는 의존적 성향의 환자와 완벽주의적이고 강박증적인 환자로 나눌 수 있다.

첫 번째 환자 군의 경우

회피 하려는 습관은 인생에서 선택과 결정을 해야 하는 순간 결과에 대한 책임의 두려움이 커 회피하려고 하며 이는 잘못된 선택을 할 확률을 크게 만드는데 결국에는 더욱 큰 불안과 두려움을 낳게 되고 낮은 자존감을 불러오는 악순환을 반복하게 된다.

결과의 책임에 대한 두려움 때문에 혼자서는 하지 못하는 모습과 의존적 성향으로 비춰지기도 한다. 특히 회피하는 습관은 대인 관계에서도 비슷한 양상으로 발생하는데 지레짐작을 하여 타인의 거절과 비판에 대한 두려움을 희피 하는 양상으로 나타나며 이는 대인기피증으로 보이기도 한다.

두 번째 환자 군의 경우

매사에 최선을 다하고 인정받고 싶으며 완벽해야 한다는 강박과 불안에 살고 있다. 실제 환자 스스로 강박적인 사고가 불안의 원인이 되었다는 것을 깨닫고 있는 경우도 있지만 강박적인 사고가 개인의 성취를 만들었다고 생각하기 때문에 본인한테 불안의 원인이 되었다고 생각하지 못하는 경우도 많다.

이러한 불안 장애 환자들은 막연한 불안감과 원인 모를 신체 증상(두통, 복통, 어지럼증, 소화불량, 질식감, 호흡 곤란, 이명 등)으로 치료를 원하는데 신체 증상이 발생했다는 것은 이미 오랜 기간 심리적인 압박감에 고생을 했다는 증거이며 이는 내성과 중독성이 없는 한방 치료를 통해 치료가 충분히 가능하다.

또 신체 증상의 재발을 막고 불안을 해소 하기 위해서는 상담을 통해 천편일률적인 방법이 아닌 환자 자신에 맞춘, '나는 왜 불안한가?'에 대해 시간이 걸리더라도 찾아내는 치료가 꼭 필요하다.

잘하고자 하는 사람이 겪을 수 있는
공황장애

공황 장애는 무엇일까?

공황 장애는 불안이 가장 큰 이유인데 여상하지 못한 상태에서 나타나는 매우 심한 불안 상태로써 극도의 공포심이 느껴지면서 가슴이 답답하고 숨이 차면서 땀이 많이 나고 심장이 막 터질 것 같이 빨리 뛰는 등 신체 증상이 동반되는 질환이다.

특히 많은 기대를 받는 상황에서 느껴지는 부담감, 뒤처지면 안 된다는 스트레스, 불안감 등으로 인해 유발되는 증상인데 발병률이 높은 집단을 보면 연예인, 수험생, 가장, 사회 초년생, 직장의 관리자 등이다.

사람들은 보통 공황 장애가 발생하면 먼저 응급실로 간다. 호흡이 잘 안된다는 느낌때문에 생명게 위협을 받는다고 느끼기 때문이다. 응급실에 가게 되면 심전도 검사를 하고 뇌파검사를 하는 경우도 있다. 왜냐하면 뇌전증(간질)일 가능성도 있기 때문인데 MRI, 갑상선 기능검사 등 증상의 원인을 감별할 수 있는 검사들을 한다.

이렇게 여러 가지 검사를 했음에도 이상이 없으면 비로소 정신과 질환으로 구별되어 공황 장애로 진단하게 된다. 공황 장애의 원인은 불안인데 의학계에서 공황 장애가 '정신과적 질환'으로 인정받은 것은 얼마 되지 않는다.

서양 의학에서는 공황 장애가 심장병인 줄 알았고 "우울증약을 먹으니까 증상에 듣더라!"라고(1950년대 이야기다) 했다. 공황장애를 발견하게 된 역사적 이야기가 있는데, 전쟁을 하는 군인들에게서였다.

1871년 미국의 군의관 Jacob Mendes DaCosta는 남북전쟁에 참전한 병사 중에서 갑자기 가슴이 뛰고 심장 부위의 통증, 호흡곤란 등을 느끼는 환자들이 있다는 것을 알게 되었다.

DaCosta는 이 병사들이 실제로는 심장 질환이 없었지만, 전투 중의 부상이나 심한 신체적 질병 등이 증상의 원인일 것으로 보고 '심한 활동이나 잦은 흥분 때문에 심장이 예민해진' 자율신경계 이상으로 생각하여 '예민한 심장(Irritable Heart)'이라고 이름 지었다.

이는 이후의 여러 전쟁을 거치면서 더욱 많이 알려졌으며 'DaCosta 증후군', 혹은 '군인의 심장(Soldier's Heart)', '노고 증후군(Effort syndrome)'이라고 불려 왔다.

1940년 무렵에 와서야 이러한 증상들이 불안 반응의 일종으로 받아들여지며 내과 의사가 아닌 정신과 의사들이 진료해야 하는 병으로 알려지게 되면서 정신과 질환으로 자리 잡게 되었다.

그 이후 공황장애는 일반적인 불안 증상과 같이 취급되어 치료되어 오다가 Donald Klein에 의해 간성적인 불안과 구분되어 치료되기 시작했다. Klein은 최근까지 항우울제로 사용되는 이미프라민으로 임상시험을 하던 중 환자의 공황 발작이 줄어드는 것을 발견하게 되었고, 공황 증상이 우울함이나 다른 정신과적 증상과 상관없이 발생하는 것을 확인했다.

이를 통해 만성적인 불안과는 전혀 다른 급격한 불안을 특징으로 하는 공황 발작이 새로운 종류의 질환으로 구분되어 알려지게 되었다.

물론 군인에게만 공황 장애가 발생하는 것이 아니지만 공황 장애의 원인인 불안은 그 종류가 다양한데 모순되게도 공황 장애를 치료하는 약물이나 치료는 천편일률적이라는 것이다. 환자마다 체질, 병의 원인 등을 각자 분석하고 상담하여 치료가 이뤄져야 하는데 공황 장애 환자라고 하면 다 똑같은 약을 쓰고 치료를 하니 그것이 잘 맞지 않는 환자는 약물 때문에 건강이 상하기도 한다.

이렇게 단일하게 치료를 하면 안 되는 이유는 그럴 경우 환자의 질환이 재발할 우려가 높기 때문이다. 원인을 잘 살펴 적절한 치료(치료 약 + 심리 상담)를 해야 하는데 절대적으로 판단된 치료 약을 쓰니 그렇다.

공황 장애로 내원하는 환자와 상담을 하게 되면 '본인이 도대체 왜 불안한지' 모르는 환자가 많다. 상식적으로 생각할 때 내가 무엇 때문에 불안한지 정확하게 알 것 같은데 현실적으로는 그렇지 않다는 것이다. 공황 장애 환자의 유형 별 특징을 보면 이렇다.

■ 어떤 특정 사건으로 인해 불안 장애가 생긴 경우
■ 별다른 원인은 없는 것 같은데 불안해하면서 불안 장애가 생긴 경우

어떤 특정한 사건이 있는 경우에는 사건에 대한 트라우마를 극복하게 해주면 된다. 환자를 힘들게 하는 트라우마가 환자의 인생이 도움이 되지 않는다는 것을 정확하게 알려주는 것을 시작으로 한다.

그런데 흥미로운 사실은 특정한 사건을 같이 겪었다 해도 누구나 불안을 겪느냐 하면 그건 아니다. 심신 미약 정도에 따라 트라우마를 겪는 정도는 모두 다르다.

트라우마

재해를 당한 뒤에 생기는 비정상적인 심리 반응

유년 시절이 매우 불안했던 경우는 어린 시절 부모에게 전적으로 보살핌을 받아야 했는데 애착 관계 형성이 잘 안되어 불안 장애를 겪다가 계속 이어져 공황 장애가 되기도 한다.

별다른 원인이 없는데 이유 없이 불안한 경우는 환자의 삶 속에 불안이 있는 것이다. 이 경우는 원인이 너무 다양해서 필자와 환자가 지속적인 상담을 하며 이유를 찾아 나가야만 한다.

불안 장애로 힘들어하는 환자를 수없이 만나다 보니 필자는 '환자들의 건강을 잘 챙기면서 질환을 치료할 수 있는 현실적인 치료제'를 개발하게 되었는데 환자들이 직접 외용제를 쓰거나 탕약을 복용하고 증상이 개선되고 안정된 삶을 가지게 되는 것을 볼 때 기쁘고 감사하다.

강심향[强心香]

안심(安心), 강심(强心) 하는 약재를 검증된 비율로 배합한 필자가 개발한 외용제.

코 점막에 뿌려 제1 뇌 신경 후 신경(olfactory nerve)을 자극, 시상 하부로 전달하여 균형을 잃은 자율신경계를 안정시킬 수 있다.

적용할 수 있는 질환은 불안 장애, 공황 장애, 불면증, 분리 불안, 화병, 분노 조절 장애, 폭식증, 거식증, 시험불안, 집중력 장애, 틱, ADHD, 두통, 어지럼증 등이다.

🔻안정단

환자가 불안증상을 느낄 때 응급상황에서 쉽게 복용할 수 있는 상비한약.

먹기쉽게 환으로 제작되었으며 공황장애, 불안장애, 불면증, 간질 등에 효과가 있다.

🔻평심방[平心方]

동의보감에서 기원하여 연구를 통해 필자가 개발한 한약.

환자마다 증상은 비슷해도 원인은 다른데 체질과 원인별 맞춤 탕제로 장부의 불균형을 잡아주고 자율 신경계를 안정화하는 탕약으로 면역력, 체력, 신체 호르몬 불균형 등의 각종 정신 질환의 부작용들을 치료하도록 도움을 준다.

🔻보심차

현대인들은 불안증상에 악영향을 끼치는 카페인 음료를 습관적으로 복용한다.

대나무잎, 치자, 귤피 등 정신을 안정시켜주는 약재들만 모아

직접 차로 만들었다. 이는 증상이 생기기전에 미리 예방하는 효
가가 있다.

아내를 사랑하지 않는 남편과 살며
불안하다

30대 초반의 이 여성은 평소 생각했던 결혼관과 현실이 달라 불안 장애가 생긴 경우인데, 결혼하면 남편은 늘 본인과 함께 있고 무엇이든 함께 하는 결혼인 줄 알았다. 환자의 이런 생각을 최초 상담 때 알게 된 것이 아니라 상담이 수차례 이뤄졌을 때 알게 된 것인데 3분의1 가량의 환자는 최초 상담에서부터 불안의 원인을 확진하기는 어렵다.

그런데 환자의 남편은 그렇게 '늘 함께 있어 줄 수 있는' 직업군의 종사자가 아니라 야근, 출장 등이 빈번한 직업군의 종사자였다. 환자가 저녁 밥상을 차리게 되면 그 밥상은 '남편과 꼭 함께 먹을 수 있는 저녁 식사'가 아니라 그 날의 상황에 따라 먹을 수도, 먹지 못할 수도 있는 불투명한 저녁 밥상이었다.

저녁 식사를 함께 못하거나 야근, 갑작스러운 출장 등을 가게 될 때 남편이 환자(아내)한테 전화를 잘 해주기라도 하면 그래도 덜 불안하겠는데 연락이 없으니 환자는 '5분 대기조'와 같은 생활을 이어 간 것이다.

어쩌다 남편이 그 시간에 맞춰 들어오면 함께 식사했지만 들어오지 않으면 혼자 식사를 하고 혼자 잠자리에 드는 그런 생활이 기약 없이 이어진 것이다. 그렇다고 이 환자가 불만을 적극적으로 표현하며 화를 낸다거나 의사 표현을 정확하게 할 수 있는 관계도 아니었는데 그러다 보니 남편은 환자(아내)의 불만과 괴로움을 알지 못하고 있었다.

이런 생활을 한다고 해서 남편한테 일을 관두라고 할 수도 없고 그렇다고 들어오라고, 나가라고 할 수도 없는 답답한 상황인데 환자는 화를 내는 성격도 아니니 뭐라고 정확하게 반응할 수도 없고 이러지도 저러지도 못하는 상황이 된 것이다.

그렇게 힘들어하던 어느 날 환자는 집에 혼자 있다가 공황 장애 발작이 온 것이다. 결혼한 지 한 달 만이었다. 그래서 피신처로 친정에 가게 되었는데 필자가 환자와의 상담 중 남편이 '불안 장애의 원인'이었다는 것을 알게 된 때가 바로 친정 이야기를 할 때였다.

보통 남편들은 어떤 이유에서든 아내가 친정에 자주 가 있으면 불편해하고 무엇인가 싫은 소리를 한다거나 아니면, 빨리 오라고 독촉한다든지 하는데 환자의 남편은 그렇지 않았다. 환자

(아내)가 친정에 가 있는데도 싫은 소리도 하지 않고 전화해서 집으로 오라고 한다거나 하는 등의 어떤 표현도 하지 않았고 철저하게 무관심으로 일관했다고 한다. 환자는 그런 남편의 무관심에 대해 매우 불안해했다.

"○○씨는 딸로서, 아내로서, 어떤 점이 힘든지 열 가지만 적어 보시겠어요?"
"○○씨가 남편에게 바라는 점 열 가지도 함께 적어 주세요."

필자는 환자에게 이런 숙제를 내주면서 새롭게 알게 된 사실은 남편과 혼인 신고를 아직 하지 않았다는 것이다. 그러니까 이 환자를 불안하게 하는 두 가지 이유는,

■ 남편이 언제 들어올지 모르는 생활이 언제까지 이어질지 알 수 없는 불안
■ 남편의 철저한 무관심을 느끼고 살아가는 결혼생활이 정상적으로 지속할 수 있을지 하는 불안

이었다. 이런 두 가지 이유로 불안해하던 환자는 집에서 공황 장애 발작을 하게 된 건데 필자와 상담 치료를 하면서 **빠른 치료 효과**를 보았다. 치료 과정은 이랬다.

필자는 환자에게 자격증을 취득해 보라고 권유했다. 이유는 공부하고 무엇인가 이루어가는 과정 중에 남편에게만 맞추어진 생활을 변화시키고 독립적인 사고와 행동을 하자는 취지였다.

환자를 치료하다 보면 심리치료를 하는 부분도 중요하지만, 상황의 변화를 적절하게 해주면 증상의 호전도가 드라마틱 하게 바뀌는 경우도 많다.

이런 과정의 치료를 진행하는 동안 환자는 남편과의 이혼까지 생각해 봤다고 필자에게 얘기했다. 그런데 이혼을 하자니 '이혼하면 어떻게 살아야 하나?'라는 걱정이 많아 혼란스러워하고 있었는데 필자는 조심스럽게 '남편이 혼인 신고를 하지 않은 이유'를 왜 물어보지 않느냐고 했더니 환자의 대답은 이랬다.

"남편이 화를 낼 까봐 물어보지 못 했어요."

환자는 바로 '상대의 태도에 따라 자신의 가치를 평가하는 의존적 성향'이었던 것이다.

■ 환자에 대해 아는 것
■ 남편에 대해 아는 것
■ 친정에 대해 아는 것

이것이 환자의 치료 계획이었는데 친정에 대해 아는 것은 비교적 수월했다. 환자의 친정어머니는 딸의 심리적 괴로움을 파악하지 못하고, 유산 문제 등으로 좋지 않은 영향을 끼치고 있었고 시댁은 원인이 될 만큼 문제가 되지 않는 상황이었다. 그런데 남편에 대해 아는 것이 정말 힘들었다.

왜냐하면, 환자가 남편을 만나는 시간이 하루에 한 시간도 안 될 때가 많은 데다 심지어 친정에 자주 가 있으니 더욱 그랬는데 남편이 첫 남자친구였던 환자는 '의존적 성향' 때문에 굴레를 벗어나지 못하고 고민하고 있었다. 그렇다면

1. 남편을 변화시키겠느냐
2. 환자 본인이 변화하겠느냐
3. 아니면 헤어지겠느냐

라고 필자가 환자한테 3가지 의견을 물어보니 대답은 이랬다.

"남편을 한의원에 데려오는 것은 정말 불가능해요."

"저는 남편이 화내는 것도 싫어요."

"제가 잘 해줬을 때 남편이 좋아하는 모습을 보면 기쁘거든요."

그런데 앞의 1, 2번 사항은 필자가 환자한테 제안할 수 있는 내용이지만 3번 사항은 쉽게 얘기할 수 없는 부분이었기 때문에 1, 2번 사항을 먼저 환자와 의논했다. 1번은 남편과의 진솔한 대화가 안되는 상황이라 진행하기에는 무리가 있을 것 같아 2번을 제안했는데 방법은 먼저 일기를 쓰게 했다. "환자를 객관화한 시각으로 바라보자."는 의미인데 그것은 곧 '나를 바라보는 연습'을 하게 한 것이다.

내가 원하는 것을 제대로 표현할 수도 없는 남편과 산다는 건 무섭도록 답답하고 불안하다. 관심이 없으며 서로의 생활이 공유가 안되는 남자와 산다는 것은 얼마나 불행한 일인가?

답답하게 계속 살 수도 없고 그렇다고 아무 대책도 없이 이혼할 수도 없으니 환자는 불안함의 연속이었을 것이다.

하지만 일기를 쓰면서 환자의 상태가 많이 좋아졌는데 가장 먼저 눈빛에 생기가 돌기 시작했다. 뭔가 기운이 다 빠져 멍하다는 느낌이 들 정도로 수동적인 눈빛이었는데 일기를 쓰면서 한층 또렷해지는 것을 보며 필자도 함께 기운이 나는 것 같았다.

공황 장애는 약물치료 약 40%, 심리 치료 약 60%의 비율로 치료를 진행한다. 약물치료가 왜 중요한가 하면 환자가 겪는 낮선 신체증상은 두려움을 가져오고 이는 심리치료에도 방해를 주기 때문이다. 속이 메스껍고, 바닥이 흔들리듯이 어지럽고 심장이 터질 것 같다, 호흡이 정상적으로 되지 않는다 등 일상에서 즉각 불편을 느낄 정도로 아프다고 호소하기 때문에 약물치료가 필요한 것이다.

실제로 이 질환을 몇 년씩 키우다가 견딜 수 없어 내원하는 경우에는 없던 부정맥이 생겨 그것에 대한 치료가 필요한 경우도 있다.

한약은 한 달 정도 먹으면 환자가 호소하는 힘든 증상들이 대부분 호전된다. 특히 양방 정신과 약물을 먹지 않았던 환자의 경우에는 치료 효과가 더욱 빠르다.

심리 치료는 필자가 꼭 진행하는 과정인데 살아가면서 질병이 발생했을 때와 비슷한 상황이 닥치더라도 잘 극복할 수 있게 재발 방지 차원에서 정신을 튼튼하게 훈련하기 위한 매우 중요한 과정이다.

남편 때문에 불안해 공황 장애에 걸린 이 여성 환자에게 처방한 한약은 귀비탕과 계지가용골모려탕이다.

귀비탕

정신 신경증 질환에 사용하는 처방.

건망증, 신경성 심계 항진증, 불면증, 식욕부진, 빈혈, 위 무력 등의 증세에 사용한다. 이 처방은 부작용이나 습관성이 없어서 고질적 불면증이나 신경 쇠약 등에 많이 활용되고 있다.

계지가용골모려탕

신경 쇠약, 불안, 초조, 신경질, 불면증 등에 처방

이 질환에는 몸과 마음을 동시에 치료하는 심신일여(心身一如) 치료를 통해 환자의 과열된 심장의 열을 내려주고 부족한 혈을 보충시켜 줌으로써 서서히 마음이 편안해질 수 있도록 하고 있다. 필자가 이런 유형의 환자(의존적 성향)에게 가장 강조하는 이야기는 "성취를 해보는 계기를 마련해 보라!"라는 것인데 자신의 가치를 증명하는 방법이 타인에게 있는 것이 아니라 나에게 있을 수 있다는 것을 경험하는 것이 중요하다.

환자에게 권유한 자격증 취득 건도 포함되겠지만 좀 더 포괄적으로 본다면 치료 과정 중 부여해주는 숙제(일기 쓰기, 행동과 생각 바꿔보기)를 책임감 있게 해나가는 과정에서도 환자는 성취감을 느꼈을 것이다.

특히 '나를 객관화하여 쓰는 일기'는 환자 자신을 돌아볼 소중한 기회가 되는 것 같다. 병의 경중에 따라 달라질 수 있지만 대부분의 경우 12주 치료 기간이 기본인데, 생각하는 습관을 바꾸는 데는 60일 약 8주가 걸린다. 남은 4주는 이를 안정시키기 위한 과정이며, 이후 한 달, 혹은 3개월마다 팔로우 업을 하여 환자의 상황을 체크하고 케어한다.

필자에게 막 화를 내기도 하고 대답을 잘 하지 않아 답답하게 하기도 하는 환자들이지만 힘든 치료 과정을 잘 견디고

"선생님, 몸이 너무 좋아져서 행복해요."

라는 인사를 하거나 마음을 대신하는 선물을 갑자기 내밀 때 필자는 더욱 더 치료에 대해 고민하고 좋은 치료자가 될 수 있는 노력의 원동을 얻을 수 있다.

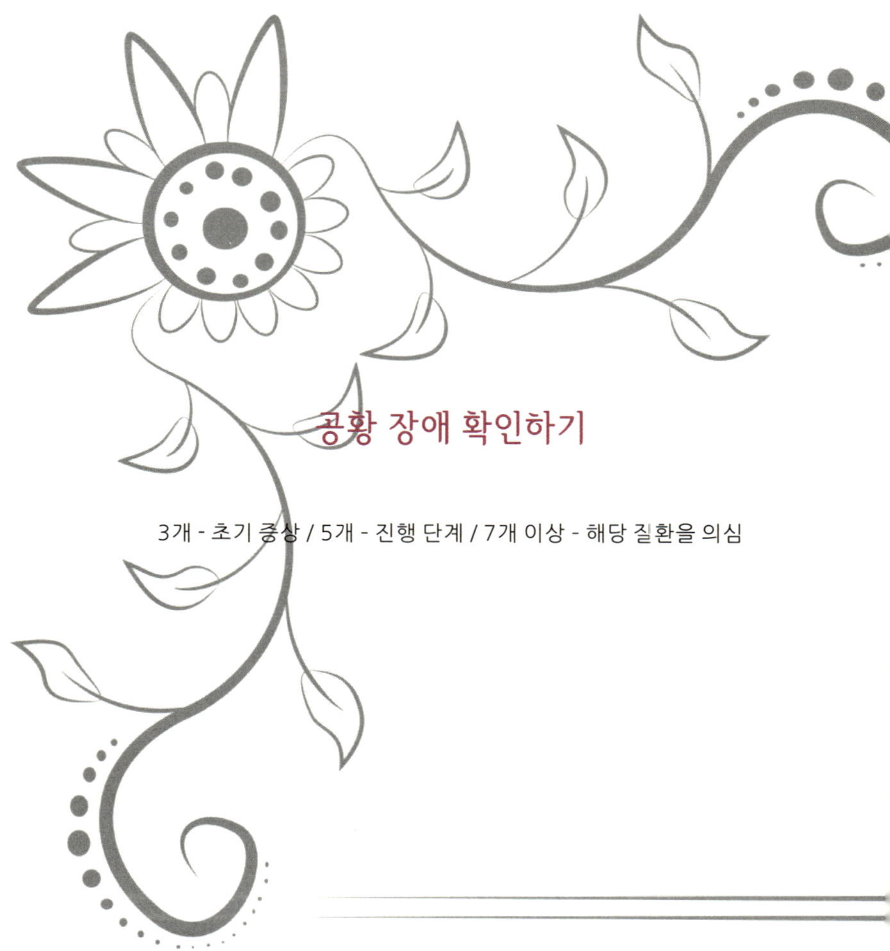

공황 장애 확인하기

3개 - 초기 중상 / 5개 - 진행 단계 / 7개 이상 - 해당 질환을 의심

(1) 심장이 두근거리거나 빨라진다. ☐

(2) 땀이 많이 난다. ☐

(3) 손, 발 혹은 몸이 떨린다. ☐

(4) 몸에서 열이 오르거나 오한이 난다. ☐

(5) 메스껍다든지 뱃속이 불편하다. ☐

(6) 어지럽거나 쓰러질 것 같은 느낌 ☐

(7) 비현실적인 느낌 또는 이인증(자신이 달라진 느낌) ☐

(8) 미쳐버리거나 자제력을 잃어버릴 것 같은 두려움 ☐

(9) 죽을 것 같은 두려움 ☐

(10) 지각 이상(둔하거나 따끔거리는 느낌) ☐

(11) 질식할 것 같은 느낌 혹은 숨이 막히거나 답답한 느낌 ☐

(12) 가슴이 아프거나 압박감이 있을 ☐

죽음의 공포가 공황장애의 원인이었던
남성

A라는 남성 환자가 있다. 공황 장애 환자였는데 능력있는 공무원이고 외모 또한 상당히 잘 생긴 '일을 좋아하는' 사람이었다. 발병은 약 1년 전에 했고 특히 심한 어지럼증을 호소했는데 A 환자와 대화를 나누다 보니 일의 성과를 통해 자신의 가치를 판단하며 일 할 때가 가장 편하다고 하는 일 중독자였다.

필자가 환자와 대화(상담)를 하다보면 환자에 대해 처음에 어느 정도 파악되는 경우도 있고 파악이 잘 안 되는 경우도 있다. 기본 성향은 어느 정도 파악할 수 있지만 그것보다 중요한 문제들은 얼굴이나 말투만 접해서는 알 수 없다. 그래서 치료를 시작하면서 환자한테 하는 필자의 당부가 있다.

"저는 당신과 친하지 않고 지금 처음 봐서 잘 모릅니다. 하지만 앞으로 상담하면서 좀 더 친해지면 나눌 수 있는 이야기도 많아질 겁니다. 그러니 조급해하지 마시고 편안한 마음으로 저와 대화하시면 됩니다. 우리 함께 알아가도록 하시죠.”

A 환자는 자신의 성향에 대해 이미 정의를 내리고 그것을 스스로 세뇌 시키고 있었으며 본인이 파악하지 못한 성향이 원인이 될 수 있다는 생각을 하지 못하는 경우였는데 치료받은 지 약 한 달 만에 증상들이 사라졌다. 이 년 동안 지독하게 괴롭히던 심장이 두근거리는 증상, 어지럼증 등이 사라지니 A 환자는 정말 신기해했는데 필자가 말하길

“제가 말씀드렸죠? 정확한 진단에 의해 치료 한약을 잘 복용하면 증상이 사라진다고요. 그러니 이제는 재발하지 않도록 노력해야 합니다.”

A 환자의 공황 장애 원인은 ‘죽음’이었다. 공황 장애는 불안이 원인이므로 그 원인을 찾아야 치료가 이루어지는데 미처 생각지 못한 죽음의 공포가 불안의 원인이라는 것에 놀라기도 했다. 죽음이라는 것이 사람에게는 원초적인 불안의 존재인데 A 환자의 처지에서 생각하자면 얼마나 짓눌리는 심정이었을까 하고 이해가 된다.

A 환자가 초등학교 3학년 때인가 어머니한테 "죽음이 대체 뭐죠?"라고 질문했다는데 그 질문 이외에도 죽음에 대한 집착이 지나쳐 어머니가 A 환자를 정신과에 데려가 상담을 받게 했다고 한다.

바로 죽음에 대한 강박증적인 생각이 계속 심해져서 공황 장애를 겪게 되었는데 40대 초반의 나이인데도 사람 일이 어찌 될 줄 모르는 불안감에 유서도 써놓았다고 했다. 잠을 자게 되면 생각치도 못한 질병이 나를 급습하여 목숨을 잃을까 잠을 이루지 못하였다.

그러나 모순되게도 잠을 자지 않으면서 일을 생각하고, 또 일하면 늘 보상이 따랐기 때문에 A 환자는 '나는 잘하고 있다.'라고 생각했고 일에서 긍정적인 보상이 따랐던 터라 더욱 잠을 자지 못한 것이다.

A 환자가 1, 2회 차까지 상담을 할 때 잠을 자지 않으면서 생기는 긍정적인 보상에 관해 얘기하면 필자도 조금은 혼란스러웠는데 상담 회 차가 더해지면서 A 환자의 강박, 불안의 실체가 드러나며 치료의 중심은 분명해졌다. A 환자에 대한 치료는 이렇게 진행되었다.

■ 죽음에 대한 왜곡된 인식을 변화시키고
■ 한약 치료를 했는데, 어지럼증, 심장 두근거리는 증상을 치료

하는 영계출감탕을 가감하여 처방

■ 매사의 일에 완벽한 결과를 가져야 한다는 압박감이 주는 악영향에 대한 심리 치료 병행

安 영계출감탕

담음으로 머리가 무겁고 어지러우며 가슴이 두근거리고 숨이 차며 심장 신경증, 갑상선 기능 항진증, 만성 신염 등에 쓸 수 있다.

또한 A 환자는 물을 너무 많이 마시면 좋지 않은 체질인데 늘 물을 가지고 다니며 마시는 걸 보고 물의 양을 조금 줄이라고 조언을 했다. 누구나 물을 많이 마시면 좋다고 하니 건강을 지켜야 한다는 불안감에서 A 환자는 의식적으로 많은 물을 마셨던 것이다.

그러나 오히려 물로 인해서 담음(불필요한 물찌꺼기가 몸 여기저기에 존재하는 것)이 생겨 어지럼증의 원인에 일조했다. 장에서도 늘 꼬르륵꼬르륵하는 장명(장에서 나는 소리)이 난다고 했는데 물을 덜 마시니 소리가 확실히 줄었다.

환자들을 치료할 때는 기간을 12주로 정한다. 신체증상의 호전은 4주에서 6주, 잘못된 인식이나 생각의 습관은 8주 정도의 치료기간을 잡고 진행하며 이후 안정화 기간을 4주 정도 잡는다.

공황 장애 기억하기

이 병의 주 소인은 심(心, 자율 신경 장애)에 있다. 증상이 주로 허(虛)와 실(實)이 겹쳐져 있다. 하지만 주로 **虛**증이 주가 되므로 보허(步虛)를 해줘야 하는데 기본적으로 현대인의 피로한 생활 습관이 깔려있다.

심담허겁(자율 신경 부조화) – 심장이 두근거리고 잘 놀라며 꿈을 많이 꾼다. 원래 겁이 많아 잘 놀라니 시끄러운 소리를 싫어하고 예민하게 받아들인다. 식욕이 없으며 잠이 오지 않고 꿈이 많다

심혈휴허(혈액과 에너지 물질부족) – 불안하고, 심장이 두근거리고, 얼굴색이 창백하고 사지가 무력하고, 잠이 없고, 기억력이 점점 감퇴 된다. 체질적으로 약한 여자들이 많다

심양부족(심장의 활력부족) – 불안하며 공허한 느낌이 있다. 피곤하면 증상이 더욱 심해지는데 손발이 차거나 얼굴색이 창백하다.

음허화왕(교감 신경 항진) – 심장이 두근거리고 답답하며 어지럽고 이명이 있으면서 손발에 열이 나는 것 같고 입이 마르면서 건조하다.

수기능심(체액 순환장애) – 심장이 두근거리고 어지러우며, 구역감이 들고 배가 불러오는 듯한 느낌이 있으면서 가슴 아래에 자꾸 물소리가 나는 듯한 느낌도 있는데 소변이 시원하지 않다.

담탁저체(대사 능력 장애) – 음식을 먹지 않아도 배가 부르며 간혹 메스껍거나 구토 증상이 있다.

혈맥어체(혈액순환 장애) – 구조적으로 심장의 문제가 있는 경우와 협심증이나 심근경색의 기왕력이 있는 경우가 있다. 호흡이 짧으며 가슴이 답답하고 손발이 저리다.

위중불화(소화기 기능 장애) – 가슴이 답답하고 소화가 안 되며 음식 생각이 전혀 없다. 배가 많이 불러오며 트림이 잦으면서 오랜 기간 소화기 질병을 앓은 경우가 많다.

(한방 신경 정신과학 교과서 발췌)

외상 후 스트레스
이별 후상

외상 후 스트레스 장애는 우리가 일상에서 쉽게 경험하지 못하는 상황을 경험하고 나서 발생하는 심리적 반응이다. 심각한 정서적 상처를 받은 것인데 똑같은 사건을 당한 사람들 모두가 외상 후 스트레스를 경험하지는 않고 일반적으로 '트라우마'라고 표현한다.

충격적인 사건 이후 지속적인 회상을 통해 불안, 긴장, 무기력, 우울을 느끼면서 일상생활에 지장을 받는다. 사건을 당한 10명 중 4명이 증상을 가지고 치료를 필요로 하게 되는데 이는 개개인의 타고 난 심장 기능의 취약성에 따라 증상이 나타날 수 있다.

외상 후 스트레스 장애의 정신적 고통은 매우 커서 알코올 중독이나 약물 중독에 빠지기 쉬우나 빨리 치료를 받으면 긍정적인 예후를 보인다. 불안하여 허약한 심장의 기능을 보해 줄 한약 처

방을 하고 지속적인 긴장 이완 요법을 통해 몸의 긴장을 풀어주
는 치료를 한다.

다양한 외상 후 스트레스 장애가 있는데 그중에서 우리가 가볍
게 생각할 수 있지만 뜻밖에 심각한 것이 이별 후상(이별한 후 겪
는 심리 장애)인데 외상 후 스트레스 장애와 같은 상황이 되는 경
우가 종종 있어 얘기하고자 한다.

이별 후애(거리낄 애, 礙)

누구나 이별에 익숙한 사람은 없기 때문에 이별 후에 회복하
는 과정은 힘들다. 하지만 비슷한 사고와 충격에도 사람마다 받
아들이고 회복되는 정도는 다른데, A는 이주일 만에 방문을 나
서기도 하고 B는 이별 후의 불안을 감당하지 못해 공황 발작
을 경험하고 한의원 문을 두드리기도 하는 것이다.

일반적으로 우리가 이별을 맞이할 때 처음 드는 생각은

‘왜, 이유가 뭘까, 내가 뭘 잘못했나?’

라는 죄책감을 갖게 된다. 보통 외상 후 스트레스의 경우 죄책감
을 경험하는데 이별의 경우 좀더 일반적이고 사건의 크기만 작
을 뿐 맥락은 비슷하다. 내가 왜 그랬을까 라는 자책으로 시작해
서 ‘그래, 그럴 수도 있지, 나도 최선을 다 했었어.’, ‘그 사람

이 잘못했지.' 혹은 '그 누구의 탓도 아니다', '시기가 좋지 않았어.'라고 화살의 방향이 점차 외부로 향하면서 극복이 된다.

이를 내부 귀인, 외부 귀인이라고 표현하는데 '이별의 원인이 내 탓인 것만 같은 것'을 내부 귀인, '이별은 누구나 할 수 있는 것이고 여차저차 하다 보니 그것이 꼭 내 탓은 아니지만 이렇게 되었어.'는 외부 귀인이다.

노래 가사 정도로 끝나지 않고 치료를 결정할 정도의 환자군 특징은 스스로가 처음에 이유를 알든지 모르든지 내부 귀인에 집착하는 태도에 있다. 환자가 이런 태도를 고수하고 있다면 현재 상황을 멀리하면서 합리적이고 객관적으로 볼 수 있도록 도와줄 수 있다.

처음에는 부정 → 분노 → 수용

하는 과정을 거치는데 이것을 끝까지 잘 극복하지 못하는 사람을 보면 '내 탓을 하는 것'에서 벗어나지 못해서 그렇다.

내부 기인 → "내가 왜 그때 그 사람에게 그런 말을 했을까? 하지 않았다면 우린 헤어지지 않았을 텐데⋯⋯."

외부 기인 → "그 사람은 그런 말을 안 했어도 헤어질 사람이었어.
내 잘못이 아냐."

이렇게 말이다.

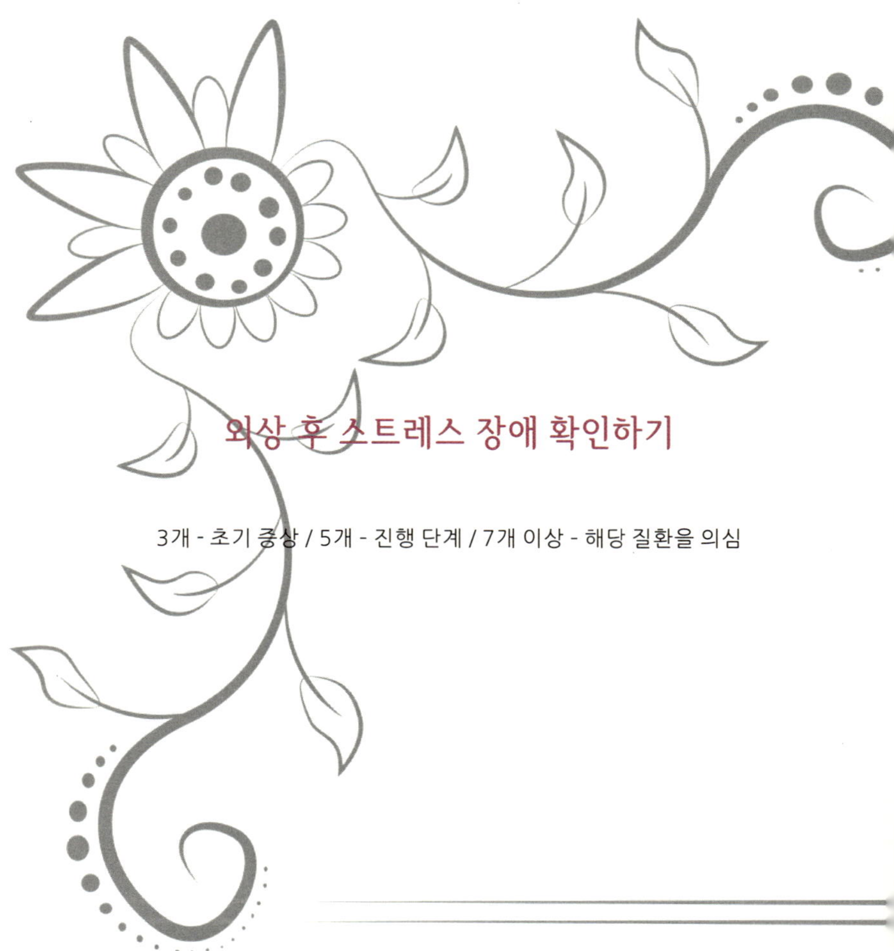

외상 후 스트레스 장애 확인하기

3개 - 초기 증상 / 5개 - 진행 단계 / 7개 이상 - 해당 질환을 의심

(1) 회상, 꿈 등을 통해 사건을 반복적으로 경험한다. ☐

(2) 사건과 관련이 있는 것들은 적극적으로 피하려고 한다. ☐

(3) 항상 긴장하고 있는 듯하다. ☐

(4) 제대로 잘 수가 없다. ☐

(5) 이유 없이 화가 난다. ☐

(6) 견딜 수 없이 불안하다. ☐

(7) 작은 자극에도 잘 놀란다. ☐

(8) 아무것도 재미가 없다. ☐

(9) 내 인생은 재미가 없을 것 같다. ☐

(10) 짜증이 난다. ☐

포유류에서 발생하는
분리불안

포유류에서 분리 불안이 발생한다. 분리 불안의 증상은 아이마다 다르게 나타나는데 어떤 아이는 화를 내기도 하고 어떤 아이는 심하게 짜증을 내기도 한다. 틱 장애와 같은 증상을 보이는 아이, 야뇨증의 증상이 나타나는 아이도 있다.

집, 또는 애착 대상과 분리되는 상황에 대해 공포, 불안 반응을 보여 죽음이나 안위에 위협이 되는 불행한 사건이 초래될 것에 대한 걱정, 또는 미아가 되거나 납치를 당하는 등 자신에게 위험한 사건이 발생해 애착 대상과 이별할 것에 대한 걱정 등을 한다.

또한, 애착 대상과 분리되는 악몽을 꾸기도 하며 분리되는 상황 또는 분리가 예상되는 상황에서 다양한 신체적 증상을 반복적으로 보이기도 한다.

특히 의존적인 성향의 아이, 부모의 과보호적인 양육 태도, 부모가 무의식적으로 아이와 떨어지는 걸 두려워하거나 불안 장애가 있을 때도 위험도가 높은데 발병 계기어는 부모의 질병, 동생 출산, 어머니의 직장 출근, 이사, 전학, 부모의 다툼 등을 주된 원인으로 볼 수 있다.

하는데 부모와 아이가 서로 이해할 수 있도록 돕고 가족 치료 및 교육을 통해 아이는 물론 부모도 같이 치료에 동참하는 것이 좋다.

또한, 한약 처방 등을 통해 아이의 마음을 편안하게 하도록 해주고 약해진 심장을 보해주는 치료를 병행한다.

분리 불안

대상과 떨어짐으로 인해 생기는 불유쾌한 신체적, 심리적 상태를 말한다.

야뇨증

5세 이상에서 비뇨기계에 뚜렷한 이상이 없고 낮 동안에는 소변을 잘 가리다가 밤에만 오줌을 지리는 것을 말한다.

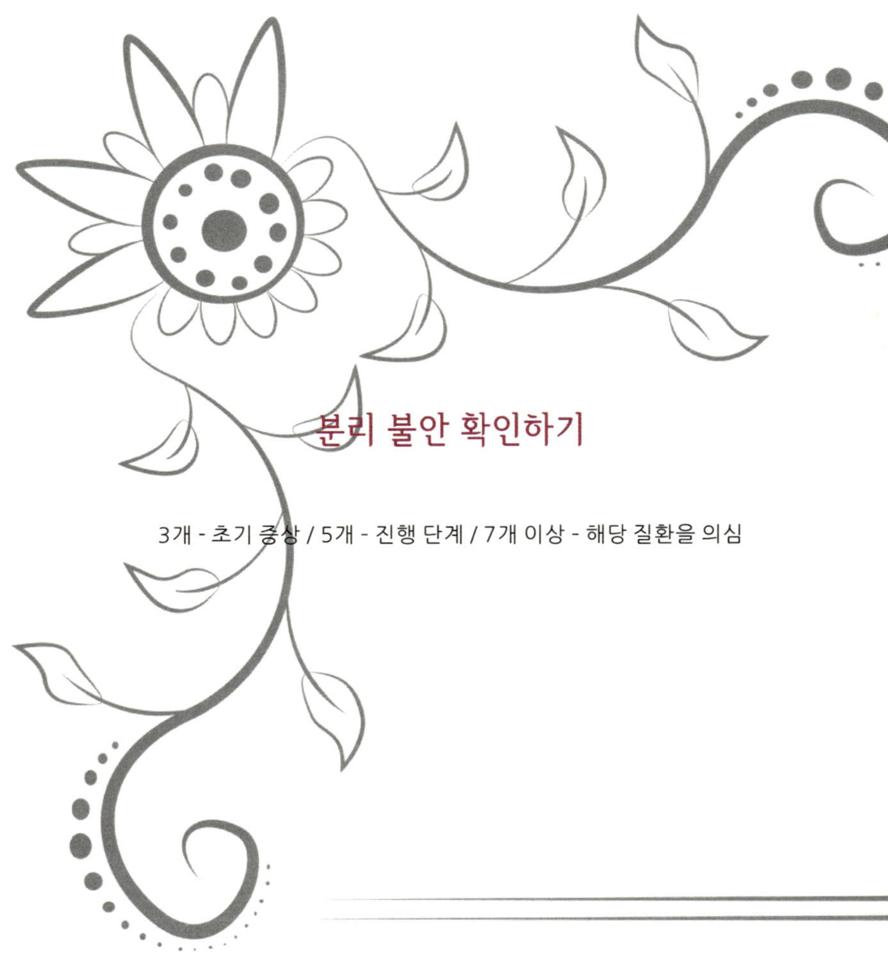

분리 불안 확인하기

3개 - 초기 증상 / 5개 - 진행 단계 / 7개 이상 - 해당 질환을 의심

(1) 특정 대상과 분리될 때 심한 불안을 느낀다. ☐

(2) 해로운 일이 일어날 것에 대해 지속해서 과도하게 걱정한다. ☐

(3) 비현실적이고 지속적인 걱정을 한다. ☐

(4) 학교나 그 밖의 장소에 대해 지속해서 과도한 두려움을
느끼거나 거부한다. ☐

(5) 혼자 지내는 것에 대해 지속적으로 과도한 두려움을
느끼거나 거부한다. ☐

(6) 애착 대상이 없는 상황에서 잠자기를 지속해서
싫어하거나 거부한다. ☐

(7) 특정 대상에 관한 악몽을 반복적으로 꾼다. ☐

(8) 특정 대상과의 분리가 예상될 때 반복적인
두통, 복통, 오심, 구토 등을 호소한다. ☐

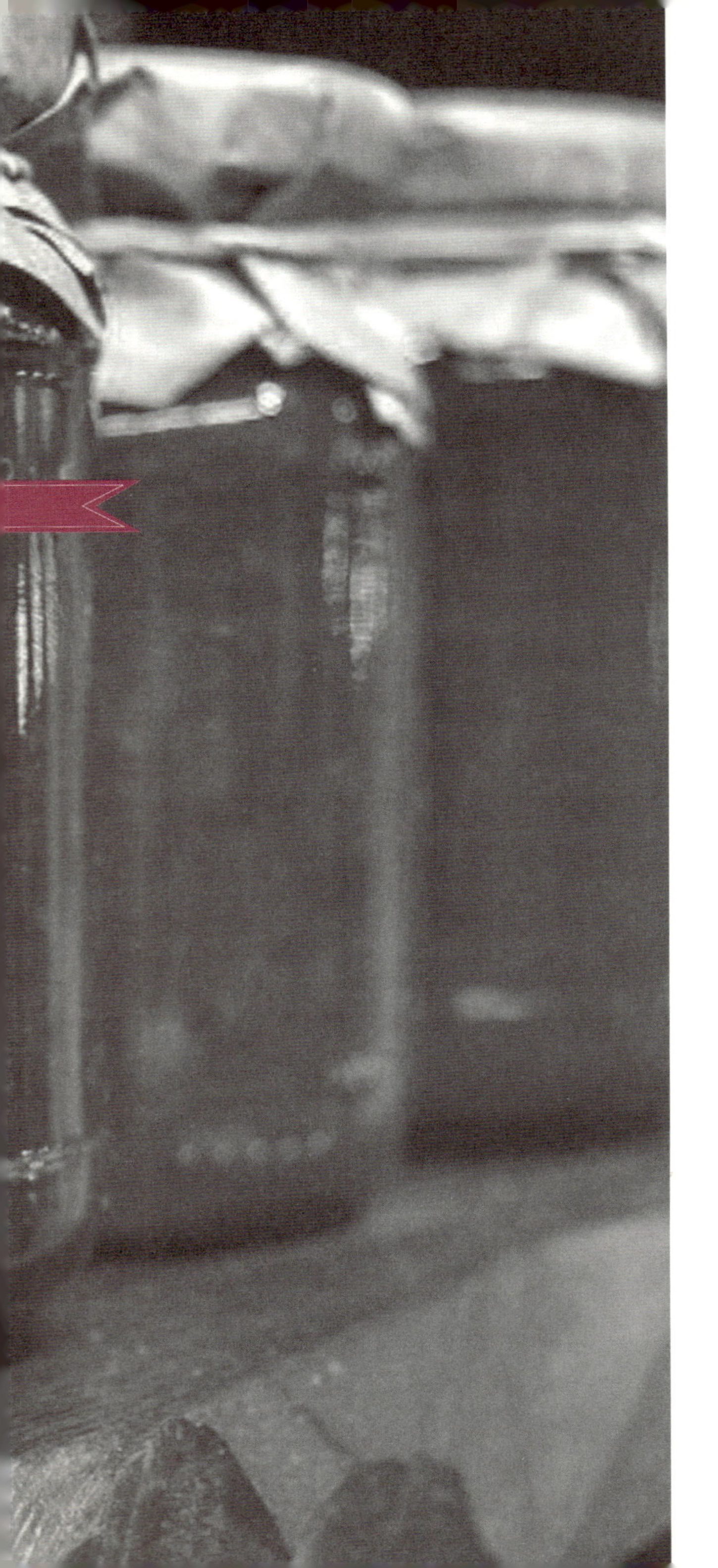

분노 장애

한국에만 있는 특징적인 질환인 화병
<화병 확인하기>
공격적인 충동을 일으키는 분노 조절 장애
<분노장애 확인하기>

한국에만 있는 특징적인 질환인
화병

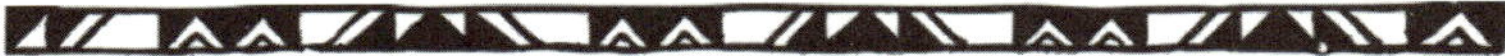

화병은 한국에서 처음 생긴 단어로, 조선왕조실록에도 화병에 대한 기록이 있을 정도로 특징적인 질환인데 심리적 원인이 신체적 증상으로 나타난다.

답답함, 분노, 절망, 불안, 불면, 화끈거림, 숨 막힘, 목 막힘 등이 함께 일어나는 증상이며 스트레스성으로 여러 가지 신체 증상이 함께 나타나는데 만성적인 질환으로 대부분 심리적 증상을 치료하지 않고 오래 두었을 때 함께 발생한다.

필자의 한의원에 예약 전화와 예약 취소 전화를 12번이나 반복한 여성 환자가 있었는데 알고 보니 화병 말기 환자였다.

화병 초기에는 오전에만 기운이 없는데 증상이 심해질수록 오후까지도 기운이 없어져서 온 종일 기운이 없는 상태로 지내게 되지만 환자는 시각적으로 뚜렷한 증상이 나타나지 않기 때문에 더욱 힘들다. 이는 부신피질 호르몬이 장기간의 스트레스로 인하여 제때 분비 되지 못하는 증상이며 한의학적 표현으로는 '양허였다가 신허'로 발전되었다고 본다.

양허
양기가 부족하고 기능이 쇠약해진 증상

신허
신의 정기가 부족해진 증상

화병은 오랜 갈등 상황에서 생기는 감정 문제가 본질이므로 요즘은 소아 청소년에서부터 성인 남성까지 화병 환자가 종종 있는데 직장과 학교에서의 극심한 스트레스가 화병의 원인이 되고 있다.

예전처럼 고부 갈등이 심한 경우 약자인 며느리가 화병에 걸리거나 아니면 중년 여성들만 겪는 것이 아니고 누구나 겪을 수 있다. 모든 질환이든 6개월 이상 지속되는 경우 필자는 화병을 동반한다고 보고 치료한다.

앞서 말한 한의원에 12번 전화한 여성 환자의 경우에는 다른 한의원을 다니다가 필자의 의원에 재원한 경우인데 화병 말기 환자였다.

이 환자는 시어머니, 남편, 딸과 함께 생활하는데 딸과의 관계는 무척 좋았고 시어머니와 남편이 화병의 원인이었다. 보통 여성들이 겪는 화병은 자녀가 원인이 된 경우는 거의 없고 남편이나, 시댁이 원인이 된 화병이 대부분이다.

한국 여성들은 왜 남편 때문에 화병을 얻게 되고 고통 속에서 살아가는 것일까? 근본 원인부터 따지자면 한도 끝도 없겠지만, 예로부터의 결혼제도에 문제가 있는 것 같다. 왕은 당연히 후궁을 많이 두고 양반들도 당당하게 첩들을 거느리며 가부장적 결혼 생활을 했다.

시부모에게 순종이라는 말이 무색할 정도로 복종하고 살아야 했다. 중년여성의 경우 남편의 외도 및 폭력, 경제적 무능함, 다정함과는 거리가 먼 거친 언행에 숨죽이며 육아, 가사의 몫을 떠안은 채 심지어 경제 활동까지 하며 결혼 생활을 하는 비율이 높았다.

물론 모두에게 해당하는 얘기는 아니겠지만, 한국에만 있는 특정 질환(특히 여성)이라고 하는 화병이 한국 여성들에게 여전히 많은 걸 보면 한국 남편들에게 문제가 많았었다 라는 생각이 든다. 물론 좋은 남편도 있었겠지만 말이다.

환자는 사업을 했었고 남편도 사업을 하는 가운데 만났는데 인연을 이어가다가 필요에 의해 결혼을 했고 출발이 썩 매끄럽지 않았던 결혼생활에서 남편은 외도가 무척 심했다고 한다.

그런데 남편은 외도 사실을 아내에게 들킬 때마다 "나는 외도 하지 않았어!"라고 거짓말을 했고 거기에다 환자가 의심하게 되면 남편은 도리어 환자를 정신병자 취급하며 핍박을 했다고 한다. 남편은 첫 결혼에서 아들이 한 명, 환자는 딸이 있었다. 환자는 재혼한 남편과의 사이에서 아이를 꼭 낳고 싶었다는데 시어머니가 아이를 가지지 말라며 반대를 했다고 한다. 그러는 와중에 환자는 임신했는데 임신 4개월 때 그만 유산을 했다.

시어머니, 남편과 지속적인 갈등을 겪다가 현재는 남편과 별거 상태에 있는데 이혼하고 싶어도 하지 못하는 이유는 딸의 결혼 때문이라고. 환자와 상담을 하니 남편의 외도 초기에 외도 현장을 잡으려고 찾아다닐 때는 열이 오르고 흥분이 되면서 도저히 화를 참을 수 없는 상태의 '열증'(호-병의 증상)을 보이다가 점차 시간이 흐르면서 체념을 하게 되었고 시간이 더 흐르면서는 포기가 되고 무기력해지는 상태가 되었다고 한다.

■ 병의 원인이 된, 답답하고 억울한 일을 강하면 → 흥분된 상태를 보이나 시간이 지나면서 무기력해진다.

이 환자가 필자 의원에 전화하는 양상은, 꼭 오전 10시~11시 사이에 전화했는데 나중에 알고 보니 딸이 직장에 출근하면 집에 아무도 없어 불안해하며 전화를 한 것이다.

　오전에는 기력이 없어 활동을 잘하지 못하고 오후가 돼서야 비로소 조금씩 몸을 움직일 수 있는 게 화병 환자인데 나중에는 오후까지 기운이 없는, 그야말로 온종일 기운이 없는 상태가 된다.

　이 환자는 필자가 중증이라고 판단하여 한약을 두 가지로 처방했다.

♦ 소화기에 대한 치료로 보중익기탕을 가감해서 처방
♦ 정신치료로 가미온담탕을 처방

보중익기탕

　온몸이 노곤하고 오후마다 미열이 나며 식은땀이 나고 머리가 아프며 식욕이 부진하면서 추위를 몹시 타는 데 쓰는 처방

가미온담탕

　심과 담이 허하여 잘 놀라고 꿈이 많으며 허번증(심장에 허열이 뜬 증상)이 생겨 잠을 이루지 못 하는데 쓴다. 신경증, 심장 신경증일 때 쓸 수 있다.

■ 화병 초기에는 화, 분노, 억울함 등을 느끼는데 이때는 청열(열을 내려주는)의 치료를 해주고

■ 시간이 지나면서 분노, 분함, 억울한 감정 등이 표현이 되면서 충동적인 시기가 되는데 이때는 안정의 치료를 해주고
■ 병이 오래되면 우울감, 무기력, 불안감, 초조감을 느끼게 되는데 이때는 전반적으로 체력 향상에 초점을 맞추게 된다.

필자의 외할머니께서 외할아버지가 돌아가시자마자 파킨슨병에 걸리셨다. 외할머니는 손바닥이 아주 크셔서 그 손바닥으로 한 번 맞으면 쓰러질 수도 있겠다 싶을 정도로 매사에 씩씩하고 여장부 같으셨는데 그렇게 파킨슨병에 걸리시는 걸 보고 '정신적 충격이 신체적 질병으로 온다.'는 걸 확실하게 알 수 있었다. 참고로 8체질 중 금음체질이 파킨슨병이 잘 은다.

파킨슨병

뇌의 흑질에 분포하는 도파민의 신경 세포가 점차 소실되어 발생하며 안정 떨림, 경직, 운동 완만 및 자세 불안정성이 특징적으로 나타나는 신경계의 만성 진행성 퇴행성 질환.

공황 장애가 오래되면 화병이 될 수 있다. 어떤 질환이든 처음 나타났을 때 한의원에 와서 적극적인 치료와 상담을 받아야 하는 이유다.

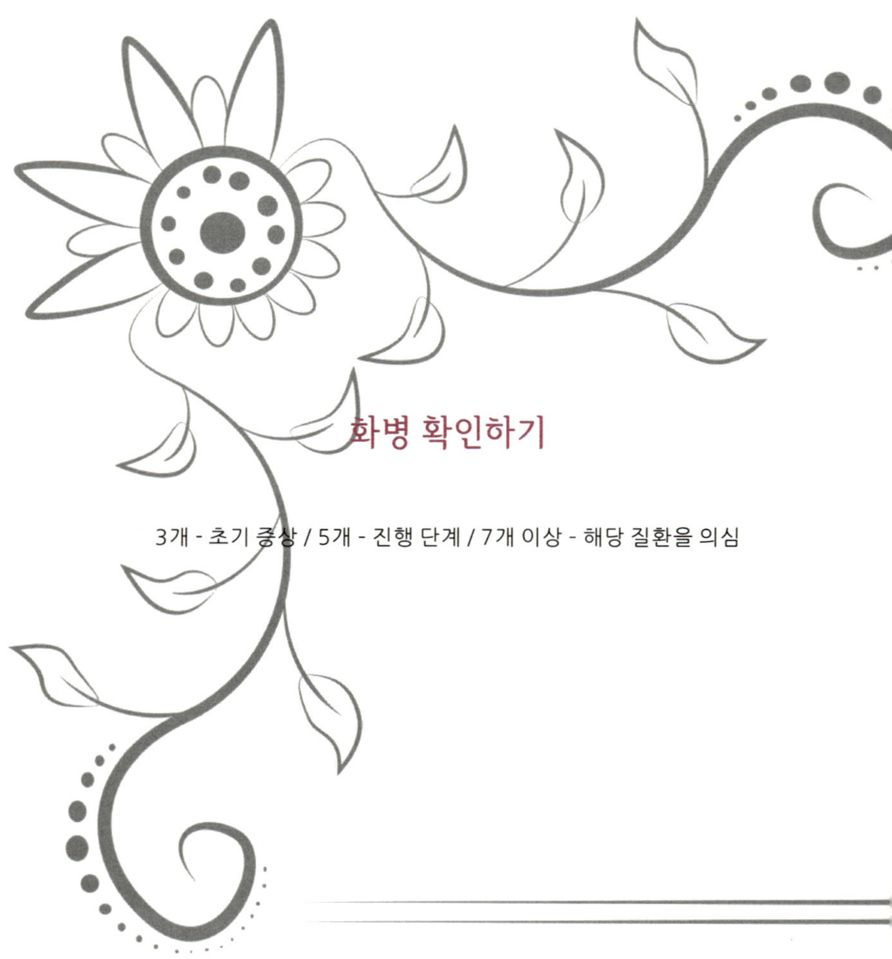
화병 확인하기

3개 - 초기 증상 / 5개 - 진행 단계 / 7개 이상 - 해당 질환을 의심

(1) 내 삶이 한탄스럽고 불행하다. ☐

(2) 나는 억울하고 서럽다. ☐

(3) 얼굴이 자주 화끈거린다. ☐

(4) 속에서 뜨거운 것이 치밀어 오른다. ☐

(5) 화가 나는 것이 주체가 안 된다. ☐

(6) 입이 자주 마르고 목이 자주 마른다. ☐

(7) 밥맛이 없다. ☐

(8) 한숨을 자주 쉰다. ☐

(9) 쓸데없는 생각이 꼬리에 꼬리를 문다. ☐

(10) 목이나 가슴에 무언가 그득하게 뭉친 것 같다. ☐

(11) 숙면이 안 되고 잠을 자도 자주 깬다. ☐

공격적인 충동을 일으키는
분노 조절 장애

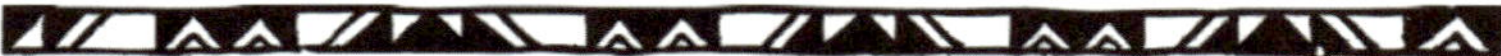

　분노 조절 장애는 쉽게 말해 지쳐버린 자아를 방어하는 것이다. 이런 분노 행동 폭발은 자신의 삶 속에서 지쳐버린 몸과 마음 그리고 불안, 좌절, 우울이 이면에 존재한다.

　'내가 분노 조절 장애인지 궁금해서' 한의원에 오는 환자가 꽤 있다. 그런데 환자에게 이야기를 들어보고 여러 가지 검사를 해보면 분노하는 행위 자체에 초점을 맞춰야 하는 것이 아니라 반복적으로 자아가 피로감을 느끼는 원인을 파악해야 한다.

　사람은 원래 지나치게 피로할 때 화가 나고 짜증이 난다. 이럴 때 만약 직장에서 억울한 일을 겪으면 분노로 해소하는 것이다.

　분노 조절 장애는 화를 내는 것이 습관화될 때 그 문제점이 있다. 화를 내는 것이 억압받은 자아의 해소 방법이 되면 이것은 현실적으로 불이익을 받을 수 있다. 또한 화를 낸 이후에 감정을 추

스르고 하면 화를 낸 내 모습에 대한 자괴감을 가지는 이차적인 부작용이 발생하기도 한다. 분노가 제어되지 않고 억울함이 가득 쌓여 분노 조절이 되지 않아 괴로운 경우 한의학에서는 이것을 '간 울화화'라고 한다.

간 울화
간기(肝氣)가 뭉치고 맺혀서 화(火)가 발생한 상태

분노 조절 장애 환자 유형을 보면 원인이 크게 세 가지로 나뉘는데 치료 방법도 각자 다르다.

■ 외모적인 것에 대한 짓눌림 → 생활적인 지도, 가치관 정립
■ 환경 상의 빈곤 → 환경 개선을 의해 노력할 것을 알려주기만 환자의 의지만으로 쉽지 않을 경우 극복할 다른 방법을 찾아 꾸준히 논의한다.
■ 힘든 일을 많이 겪은 경우 → 스트레스 푸는 방법을 알려주는 것이 가장 중요

억눌린 게 많은 환자한테는 육울탕(여러가지 울화를 치료할 때 쓰는 처방)을 처방하는데 간에 열이 많으므로 열을 내리는 것이 중요하다. 피로한 것이 주된 환자한테는 보약 위주로 쓰게 된

다. 만약 피로한데 억울하기까지 한 환자라면 피로와 억눌린 감
정 중 어느 것이 더 심각하냐를 판단하여 약제를 처방한다.

한약의 매력은 정신적, 육체적으로 쇠약해진 환자의 몸에 잔
잔하게 스며들어 몸과 정신을 상하게 하지 않고 자연스럽게 치료
해준다는 것이다.

♦ 한약이 몸을 상하게 하지 않는 이유

일례로 아이들이 먹는 감기약만 봐도 양방 약이 단번에 듣는
경우가 있는 걸 보면 '얼마나 강한 약제를 처방했기에 그럴까?'
라는 생각이 드는 건 어쩔 수 없다.

질병을 단번에 잡아 주는 것 자체는 반가운 일이겠지만 그렇게
하려고 이상이 없는 다른 신체 기관에는 부정적 영향을 주어 건
강을 상하게 할 수도 있다.

필자는 아이가(필자의 아이) 열이 많이 나고 아플 때 양방 약
을 쓰지 않는다. 42도가 넘고 위독한 상황이라고 판단될 때에는
해열제를 먹일 수 있겠지만, 아이들이 열이 날 때 굳이 해열제를
먹이지 않아도 되는 경우가 많다.

아이가 열이 날 때 열을 내리는 방법이 있는데 환자들에게도
그 방법을 종종 알려준다. 방법대로 한약을 먹이면서 아이가 열
이 내리고 차츰 안정되는 모습을 보면 필자는 한의학의 위대함을
새삼 느낀다.

　　부모들이 아이에게 자주 먹이는 ○○○라는 해열제는 심장을 많이 상하게 하는데 양방 종합병원의 의사로 있는 필자의 동기가 말하길

　　"○○○을 자주 먹였다고 보호자(어머니)에게 들은 환자(어린이)는 심장 음이 잘 안 들려. 네 딸에게도 먹이지 마!"

라고 필자에게 당부한다. 특히 '감기를 달고 산다.'고 하는 아이들은 정말로 심장 음이 잘 안 들린다고 한다. 그래서 동기에게 이런 사실을 좀 널리 알리라고 했더니 그렇잖아도 가정 의학과로 갈 건데 보호자와 환자에게 사명감을 가지고 계속 알릴 생각이라고 한다.

　　심장 음이 약한 아이의 맥을 짚어보면 맥도 약하고 밤에 자다가도 잘 깨고 보챈다. 이런 아이들한테 온담탕을 처방하게 되는데 이런 아이들이 잘 치료를 하지 않게 되면 나중에는 경기를 하고 더욱 심각해지면 뇌전증(간질)으로 가는 포인트가 되기도 한다.

 온담탕(溫膽湯)

심, 담이 허하여 자주 놀라고 겁이 많으며, 꿈을 자주 꾸고 속이 허전하면서 답답하고 불면증일 때 쓰는 처방

분노 조절 장애는 상대적으로 부족한 음기를 보하여 화기를 내리고 뇌 순환과 신경계가 강화되도록 한약을 처방하는데 열을 내려주는 약제를 많이 쓴다. 이것을 청열 치료라고 한다. 기혈의 소통을 원활하게 해서 울화를 풀어주고 상열, 불안, 초조 등 심장의 열증을 식혀 마음을 안정시켜줘야 한다.

열을 내려주는 약제는 황금, 황련, 황백이고 이것을 필자는 '황삼형제'라고 부르는데 쓴 맛의 약이다.

🔖 황금(黃芩)

속 썩은 풀의 뿌리로써 그대로 또는 주피를 제거한 것이다.

🔖 황연(黃蓮)

쌍떡잎 식물, 미나리 아재비목. 미나리 아재비과의 상록 여러해 살이 풀

황백(黃栢)

운향과에 속하는 황벽나무의 껍질을 말린 것

나를 짓누르는 상황이 무엇인지 정확하게 인식하고 이것을 현실적으로 어떻게 해석하고 해결할 것인지 치료자에게 충분한 조언을 받고 화를 내는 것이 아닌 다른 방법을 강구해야 한다. 상담을 통해 심한 스트레스, 답답하고 억울한 마음을 풀어주도록 하는 것이 매우 중요하다.

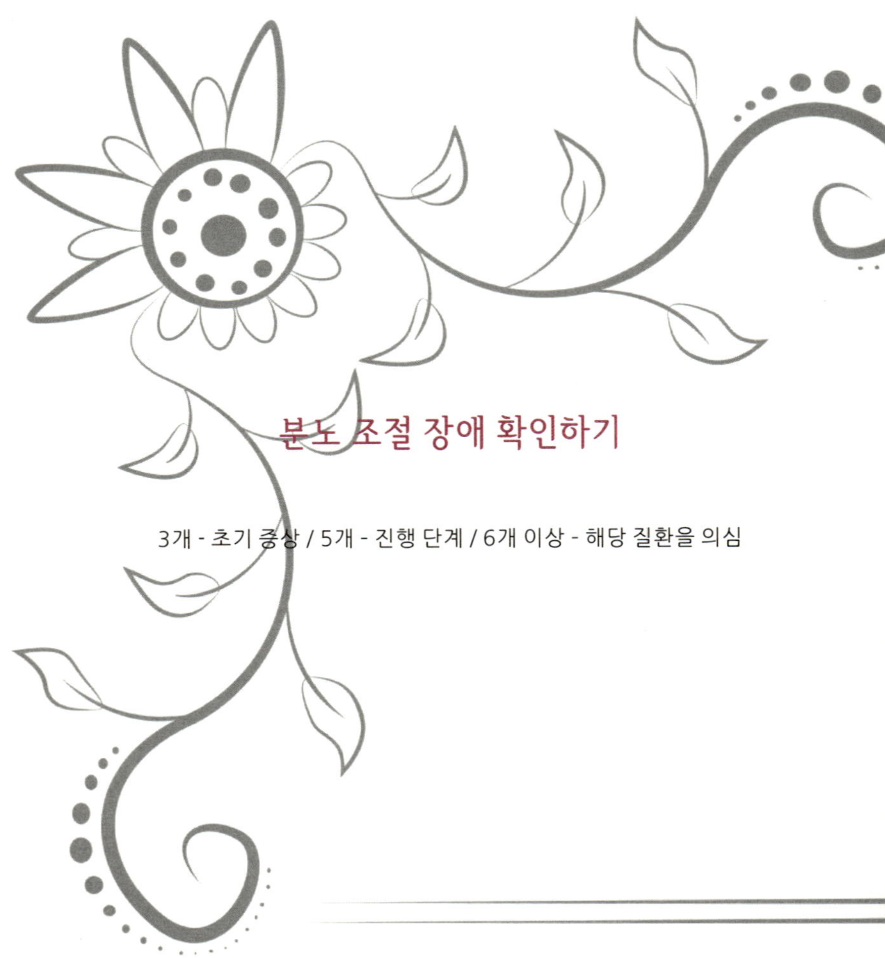

분노 조절 장애 확인하기

3개 - 초기 중상 / 5개 - 진행 단계 / 6개 이상 - 해당 질환을 의심

(1) 사소한 일에도 가만히 있지 못하고 화를 초래할 결과를 본다. ☐

(2) 욱하고 쉽게 화를 낸다. ☐

(3) 평소에 신경질이나 짜증을 자주 낸다. ☐

(4) 화가 났을 때 무엇을 던지거나 브수기도 한다. ☐

(5) 분노가 치밀 때 욕을 하거나 폭력을 휘두르기도 한다. ☐

(6) 스스로 답답하거나 화가 나는 것을 자즈 느낀다. ☐

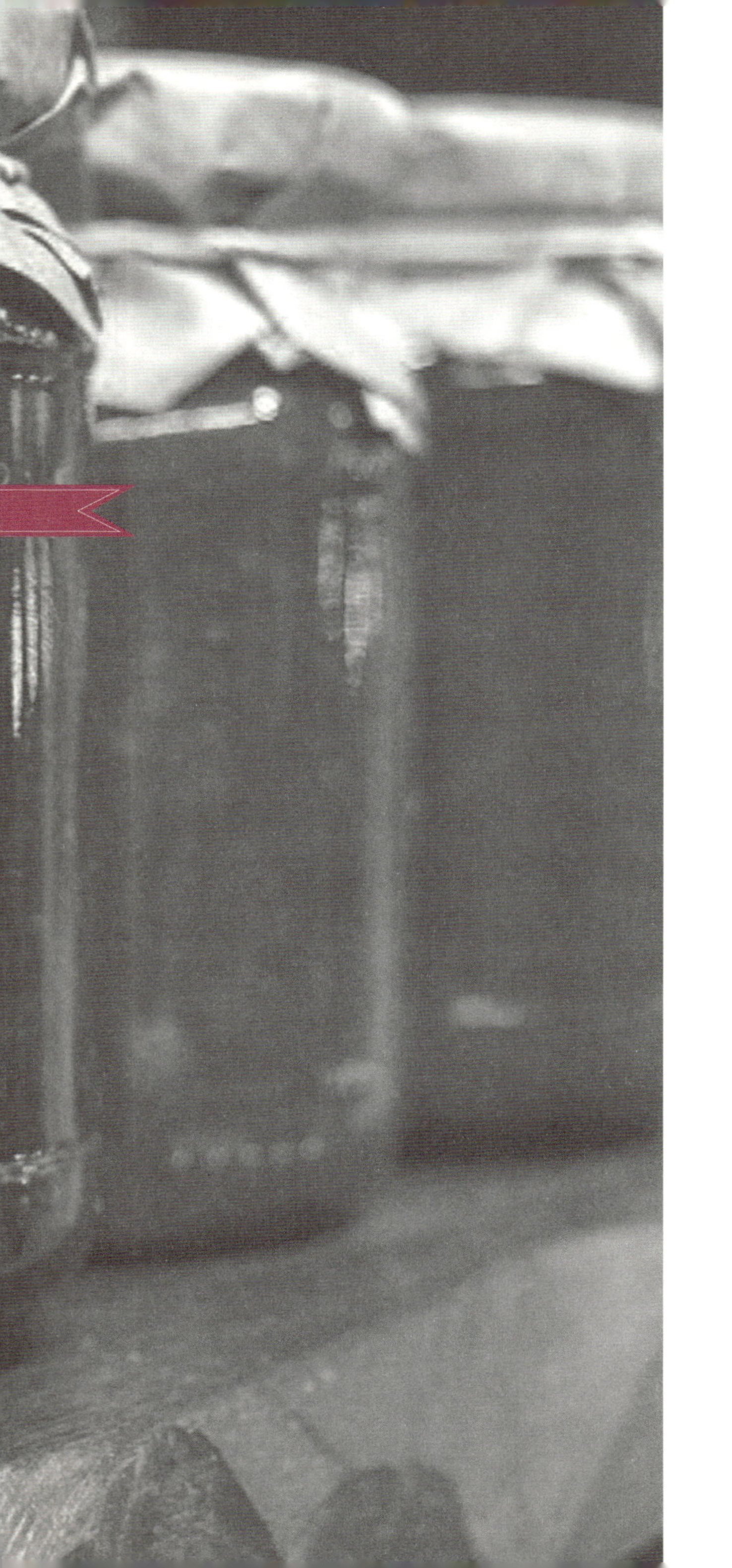

식이 장애

거식증
<거식증 확인하기>

거식증

　　폭식증과 거식증은 흔들린 자아상이 있는 문제를 가지고 있다. 폭식증은 지나치게 많이 먹은 후 그것을 토해내는 것이고 거식증은 신체활동 유지가 되지 않을 정도로 거의 먹지 않는 것이다.

　필자는 폭식증 환자보다 거식증 환자를 많이 봤는데 참고로 폭식증 환자는 내원하여 "다이어트를 하게 해 달라!"고 요청하는 경우가 대부분이고 거식증 환자는 너무 먹지 않아 최소한의 활동이 안 되니 치료를 해달라고 한다.

　　A 환자의 경우, 아버지가 돌아가셔서 홀어머니가 A 환자와 남동생을 키웠는데 환자는 교육대학교에 다닐 정도로 똑똑한 여성이다. A 환자가 거식증을 앓게 된 최초 이유는 예뻐지려고 시작한 다이어트였는데 거식증 환자들 발병의 첫 번째 이유에 다이어트가 정말 많다.

다이어트를 진행하다 보면 어느 순간이 되어 폭식하게 되는데 이렇게 배가 가득 찰 정도로 음식을 먹은 후 자신을 혐오하며 괴로워한다.

이럴 경우 설사약을 먹는다든지 구토를 하거나 아니면 미친 듯이 운동을 하는 등 위기 모면의 방법은 모두 다르다.

그러나 보통의 거식증 환자는 구토하는데 구토를 자주 할 경우 목구멍에 주로 넣는 손가락에 굳은살이 성긴다. 이하선도 부어 있는데 구토를 많이 하다 보니 그렇다.

이하선

입 안으로 소화액(침)을 분비하는 침샘 중 가장 크고 좌, 우 귀밑에 하나씩 있다.

또 얼굴을 숙이고 구토를 하므로 얼굴도 부어 있다. 거식증 환자는 비쩍 마른 자신의 모습이 예쁘다고 착각을 하는데 그 생각을 고치게 하는 것이 정말 힘들다. 어떤 환자의 경우에는 몸매에 문제가 있다기보다 얼굴이나 치열 등 다른 부분이 문제인 것 같은데 어떤 것이 문제인지 알지 못하는 경우가 있어 답답할 때가 있다.

거식증 환자가 어느 순간 폭식할 때는 많은 양의 음식을 한꺼번에 먹고 소화가 되기 전에 손가락을 넣어 구토를 하므로 장에 무리가 가서 장음이 많이 들리게 된다.

거식증은 소화기를 보호해주는 치료를 하는데 폭식증은 다이어트 프로그램을 가지게 되며 보약을 쓰지 않는다.

기억에 남는 환자가 있는데 필자가 치료했던 거식증 환자 중 거식증을 치료하다가 뇌전증(간질)이 치료된 경우가 있다. 다이어트를 너무 심하게 해서 뇌전증이 걸린 20대 초반 여성이었는데 치료를 시작한 지 약 3개월 뒤 뇌전증이 치료되었다.

보호자(환자의 어머니) 이야기로는 뇌전증 초기 증상인 손 떨림 등이 없어졌다고 했고, 쓰러지는 증상도 없어져서 정상화가 된 것이다. 한의학에서 뇌전증은 쓰러지는 증상이 없어지고 1년이 지나면 완치되었다고 본다(양방에서는 2년). 기간이 다른 이유는 한방 치료비 때문에 그러는데 필자 의견은 이렇다.

■ 그러면서 몸을 상하지 않게 하며
■ 심리 상담을 통해 재발하지 않게 하고
■ 양방 약처럼 평생 먹지 않아도 되니 전체적인 치료비용과 비교한다면 솔직히 한방치료가 훨씬 저렴하다는 의견이다.

그러니까 순간 들어가는 비용과 평생 들어가는 비용을 냉정하게 따져봐야 한다는 것이다. 한방치료는 초기에 천천히 치료되는 것 같아 답답한 경우도 있겠지만, 어느 시기가 지나면 너무나 자연스럽게, 편안하게 치료가 되는데 몸이 상하지 않고 건강하게 치료가 되는 것이다.

"한약을 먹으면 간에 좋지 않다."는 속설이 있다. 환자가 양방 의사와 상담할 때는 본인의 기존 질환 얘기부터 현재 먹는 약까지 자세하게 얘기하는 경우가 많아 양방 의사는 그것을 참고해 치료하고 처방한다.

하지만 한의사한테는 환자가 본인에 대한 정보를 잘 알려주지도 않고 현재 아픈 증상만 열심히 얘기한다. 기존의 질환이 있고 먹는 약이 있으면 그것들을 피해 처방을 해야 하는데 환자는 마치 도사한테 "황금 지팡이 내놓으라!"는 마음으로 "빨리 내 병을 고쳐 달라!"며 요청한다.

예를 들어 간 기능이 좋지 않은 환자의 경우 간을 보호하는 한약을 처방하는데 아마도 간 기능이 좋지 않은 환자가 홈쇼핑 등에서 대량 판매하는, 불특정 다수한테 똑같은 성분의 한약재로 만든 한약을 먹고 건강이 나빠진 경우 입소문을 타고 "한약을 먹으면 간에 좋지 않다."라는 속설이 생긴 것도 같다.

사람마다 체질이 모두 다르고 질환도 다른데 한의사와 상담도 하지 않고 맥을 짚어 보지도 않았으면서 TV 매체에서 광고하는 '일률적인 한약'을 먹으니 운이 좋게도 약이 잘 맞는 사람은 건강이 좋아지겠지만 광고하는 그 한약이 전혀 맞지 않는 사람의 경우에는 도리어 건강을 상하게 되는 것이다.

인삼이 어떤 체질에는 좋지만 어떤 체질에는 좋지 않듯 한약은 반드시 한의사와의 진료를 통해서 처방받아야만 한다. 한의학은 미신이 아니라 과학적인, 통계의 학문이다.

필자도 대학생 시절 거식증으로 무척 고생한 경험이 있는데 그래서인지 거식증 환자를 보면 측은지심이 느껴지면서 돕고 싶다는 마음이 생긴다.

"식이 요법만으로 하는 다이어트가 힘이 드는 이유가 도대체 뭘까?"

라는 것이 필자의 최대 의문이었는데 그 이유를 이제는 안다. 바로 보상이 없다는 것이다. 연예인의 경우 예쁘게 다이어트를 하고 대중 앞에 나타나면 엄청난 환호를 받고 인기도 오르면서 금

전적인 보상(수익 창출의 효과)도 받게 된다.

그러므로 비인간적일 정도의 혹득한 다이어트 기간을 어떻게든 견디게 되는데 일반인들은 그런 달콤한 유형, 무형의 보상이 없다. 그저 주위에서 "얘, 너 예뻐졌다!"라는 얘기 정도와(그것도 그런 표현을 해주는 사람이라도 있으면 다행이지만) 옷가게에 가면 예전에 비해 구매할 수 있는 치수의 옷이 많아졌다는 정도에서 그치는, '자기만족'에서 마무리를 지어야 한다.

하지만 그 정도로 위로를 받기에 다이어트 과정은 몸과 마음에 깊은 상처를 입을 정도로 지나치게 힘들다. 다이어트에서 끝나는 게 아니라 건강을 크게 상하기도 한다. 연예인이나 유명인처럼 지옥과 같은 다이어트 뒤에 꿀 같은 보상이 없으니 반복되는 다이어트가 더욱 고통스럽고 허무할 수밖에 없다.

그래서 일반인들이 다이어트를 진행할 때 연예인의 꿀 같은 보상까지는 아니더라도 뭔가 '즐거움을 추구할 수 있는 유형, 무형 보상 개념의 그 어떤 것'이 있다면 다이어트는 즐거움이 기다리는 숙제가 될 것 같다.

지금까지처럼 단순히 예쁜 옷을 선택할 수 있는 범위가 넓어졌다거나 아니면 지인의 가벼운 칭찬과는 분명히 다른, 더욱 강력한 보상이 있으면 좋을 것이다. 필자는 그게 무엇일까 하는 고민을 좀 더 적극적으로 해 볼 생각인데 그것은 바로 긍정적인 치료와 연결되는 부분이기 때문이다.

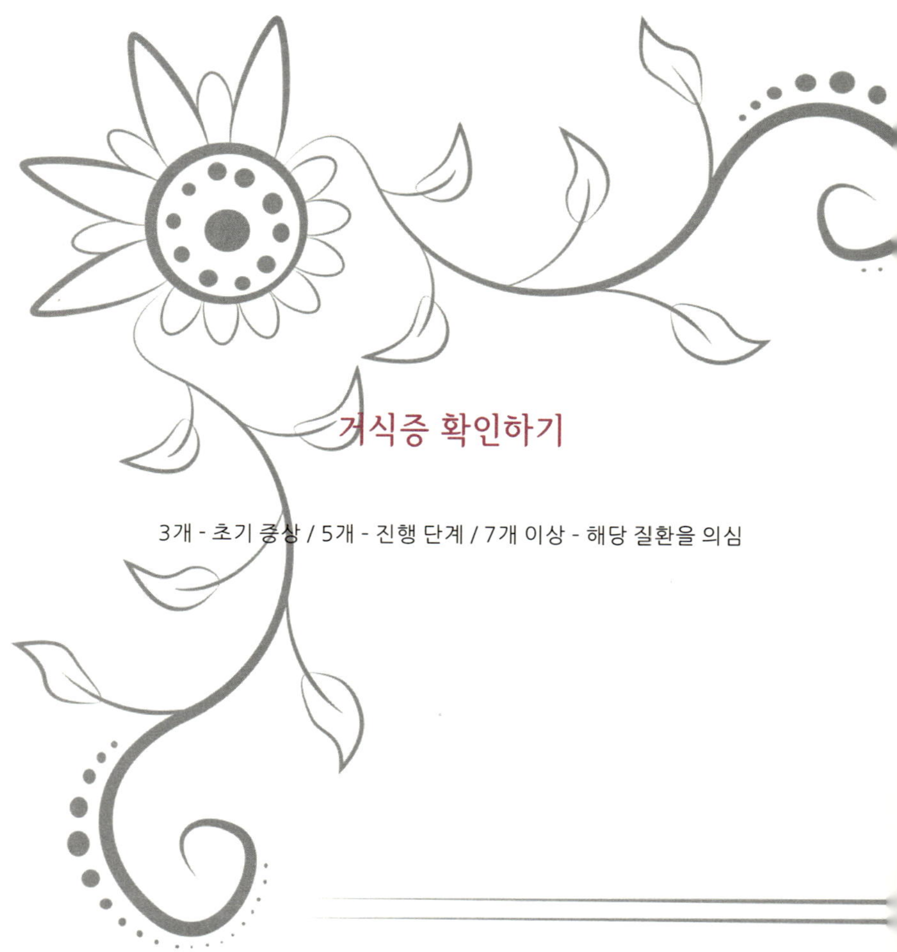

거식증 확인하기

3개 - 초기 중상 / 5개 - 진행 단계 / 7개 이상 - 해당 질환을 의심

(1) 다른 사람이 보기에는 말랐으나 내 눈에는 그렇지 않다. ☐

(2) 배가 부른 느낌을 극도로 회피한다. ☐

(3) 짜증이 많이 나고 예민하다. ☐

(4) 모든 것이 흥미가 없다. ☐

(5) 가끔 폭식하기도 한다. ☐

(6) 생리를 3개월 이상 하지 않았다. ☐

(7) 손톱이 이상하다. ☐

(8) 면역력이 떨어져 아주 아프다. ☐

(9) 먹는 행위가 죄스럽다. ☐

(10) 저체중이다. ☐

(11) 구토에도 만족하지 못하고, 이뇨제나 설사할 수 있도록
    변비약을 먹은 경험이 있다. ☐

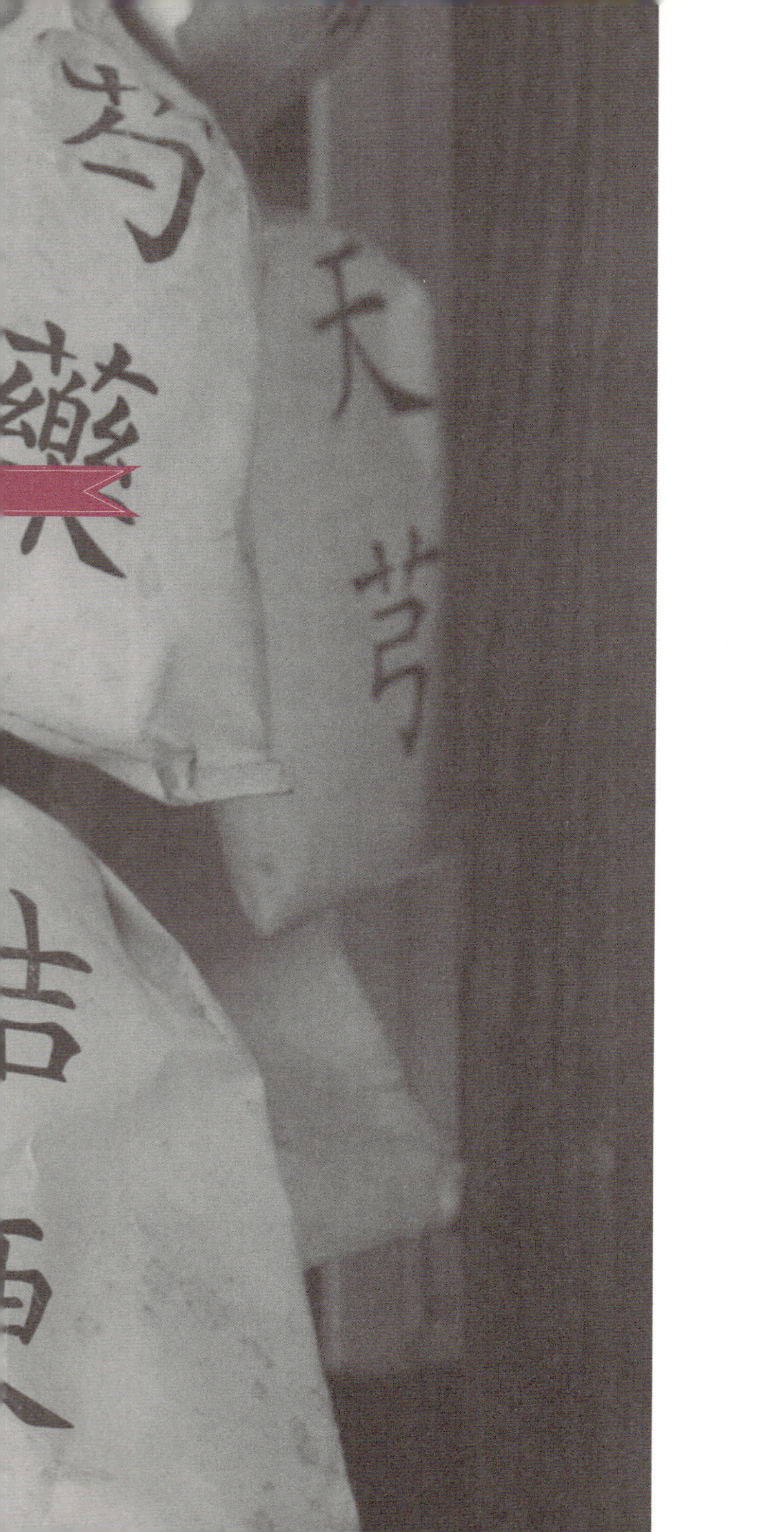

芍
藥
苦
芎
天
芎

학습장애

누구도 자유로울 수 없는 시험불안
<시험불안 확인하기>
근본적인 치료가 필요한 집중력 장애
<집중력 장애 확인하기>

누구도 자유로울 수 없는
시험 불안

대한민국에서 교육열이 가장 높다는 강남의 어머니들이(물론 공부하는 당사자인 학생이 아니라 어머니들의 교육열) 본인의 자녀들을 공부시키기 위해 어떤 약을 먹인다고 하는데 바로 메틸페니데이트가 주성분인 ADHD 치료제(메칠페니데이트)로 쓰이는 약이다.

일명 '공부 잘하는 약'으로 둔갑을 해서 중학생, 고등학생 자녀를 둔 어머니들 사이에서 많이 사용되고 있는데 학생이 잠을 조금만 자고도 졸리지 않아 공부를 많이 할 수 있고 집중력까지 높아진다는 것이다.

필자도 이 약을 먹고 오는 소아·청소년 환자를 진료한 경험이 꽤 많다. 물론 처음에는 어머니가 아이에게 약을 먹으라고 주기 시작했는데 아이들은 그 약이 어떤 약인지도 모르고 어머니가

"이 약을 먹으면 졸리지도 않고 집중력도 좋아져서 공부를 잘한다고 하더라!"라면서 주니 그냥 먹었을 것이다.

하지만 나중에는 아이가 시험 기간에 스스로 먹는 경우도 있다고 하니 상황이 정말 심각하다. 그 약을 먹으면 일단 잠이 오지 않고 계속 공부를 할 수 있다는데 호르몬 재흡수를 억제하여 각성 효과를 통해 피로함을 덜 느껴서 그런 것이다.

메칠페니데이트류의 약물은 약리작용이 코카인과 비슷하여 각성작용을 하며 복용 시에 안절부절함, 불면, 졸음, 식욕감퇴, 두통, 신경과민, 심계항진 등 여러 가지 부작용을 경험할 수 있어 단순히 공부를 잘 하기 위해 복용하기에는 신중한 판단을 할 필요가 있다.

ADHD

아동기에 주로 나타나는 장애로, 지속적인 주의력이 부족하여 산만하고 과다 활동, 충동성을 보이는 상태. 이런 증상들을 치료하지 않고 내버려둘 경우 아동기 내내 여러 방면에서 어려움이 지속되고 일부의 경우 청소년기와 성인기가 되어서도 증상이 남는다.

미국의 경우 1990년대 초에 ADHD 진단 기준 완화로 리○○ 처방이 폭증했다는 보고가 있는데

"성인은 프로작을 먹고 아동은 리○○을 먹는다!"

(데이비드 스테인, 미국의 심리치료사)

라는 이야기가 나올 정도였다고 한다. 아마도 미국의 어머니들도 자녀들에게 '공부 잘하는 약'으로 얘기하면서 먹였을 것이리라 짐작되고 '어머니의 말을 그대로 믿고 약을 먹은' 미국의 청소년들이 얼마나 큰 피해를 보았을까 충분히 상상이 된다.

프로작

우울증, 강박성 장애 등에 처방되는 정신질환 치료제

향정신성 의약품을 우리 아이가 공부를 잘 했으면 좋겠다는 마음만으로 복용할 수 있는 가벼운 약인지 생각해 볼 필요가 있다. 복용하지 않으면 생활에 많은 불편을 겪는 경우에는 복용할 수 있는 이유가 충분하지만 단순히 성적만을 위해 이런 종류의 약물의 부작용도 모른 채 복용한다는 것은 정말 안타까운 일이 아닐 수 없다.

학습장애를 느껴 필자 의원에 내원한 기억에 남는 환자 중 시험 기간만 되면 요의(소변 보고 싶은 느낌)를 참지 못하는 학생 환자가 있었고, 사람이 많은 학원에서 극심한 어지럼증으로 견딜 수 없어 찾아온 재수생도 있었다. 또 본인이 틱 장애가 있는지도 잘 모르는 고등학교 3학년 학생도 있었다.

이렇게 다양한 이유로 학습장애를 겪는 학생 중 앞에서 말한

ADHD 치료제를 오래 복용한 학생도 있다.

이 약의 부작용은 대개 불면증과 신경과민이다. 어떤 학생은 고등학교 1, 2, 3학년 내내 약을 먹었고 대학생이 되어서는 시험 기간에도 대수롭지 않게 먹었는데 나중에 약을 끊은 20대 중반이 되어서 악성 불면증에 시달려 고생을 많이 했다.

참 모순이지 않은가?

아이가 잠을 자지 말고 계속 공부하라고 어머니가 먹이기 시작한 약이 아이가 나중에 성인이 되어서 자고 싶어도 잠을 잘 수 없는 '불면의 얼굴'로 나타나니 말이다.

필자가 만난 환자 중에는 이 약을 7년간 먹은 학생 환자도 있는데 도대체 그 어머니는 온전한 정신을 가졌는지 솔직히 의심스럽다 못해 한심하기까지 하다.

우리 아이가 잠을 자지 않고 공부를 하게 해서 원하는 대학(어머니가 원하는 대학)에 입학시키겠다고 말도 안 되는 약을 먹이고 훗날 아이가 악성 불면증으로 고통받게 하는 것이 과연 정상적인 어머니인지 말이다.

이 약을 오래 먹어 불면증이 걸렸다고 해서 진료를 받고자 스스로 내원하는 환자도 적을 것이고 불면증의 원인이 이 약 때문인지도(다른 원인이 없이 이 약을 먹어서 불면증이 생긴 환자의 경우) 모르는 사람도 많을 것이니 참 답답한 현실이다.

이 약에도 '총명탕처럼 머리 좋아지는 약', 저 약에도 '집중력이 좋아지는 약'이라고 이런저런 이유를 붙인 약들이 넘쳐난다.

솔직히 총명탕을 먹는다고 해서 갑자기 지능이 높아지거나 공부를 확 잘하게 되는 등의 극적인 효과를 보진 않는다.

총명탕이라는 것은 각 환자의 가장 취약한 부분, 증상을 잘 치료해주고 기운을 보강해주는 처방을 해서 궁극적으로는 신체기관이 건강해져서 자연스럽게 집중력이 높아지고 피로함을 낮게 해주는 것에 목적을 두고 있다.

환자의 상황에 따라 체력을 회복하기 위한 공진단을 복용하라고 한다든지 등의 처방을 하기도 한다. 간혹 학생이 아무리 열심히 공부해도 성적이 잘 오르지 않는 경우(유전적 지능이 조금 낮은 경우)인데도 어머니가 계속 욕심을 내는 상황이면 필자는 환자의 상태를 솔직하게 얘기하고 설득하는 때도 있다.

환자의 몸과 마음이 더욱 건강해지면 지금보다 긍정적인 결과를 볼 것이니 욕심을 잠시 내려놓고 건강관리를 계속 지혜롭게 해나가는 것으로 말이다.

"어머니의 눈높이를 조금만 낮춰 주시면 아이가 스트레스를 덜 받아 오히려 모든 상황이 좋아질 겁니다."

시험불안을 겪는 유형은 이렇다.

(1) 아이의 학습능력이 부족한데 보호자가 강압적인 경우
→ 이런 유형은 필자가 반드시 보호자(어머니)와의 상담을 진행
한다. 왜냐하면 보호자의(어머니) 마음이 변화되는 것이 어려운
상황을 해결할 수 있는 열쇠기 때문이다.
(2) 아이가 무척 피로하고 기력이 떨어진 경우
→ 기력을 보충하는 한약 처방을 하면서 치료하는데 이 유형은
오히려 치료가 수월하다.
(3) 아이가 이유를 알 수 없는 불안을 느껴 보호자에게 반항하는
경우
→ 이런 유형은 필자가 환자와의 상담을 통해 불안의 이유를 찾
는 것이 중요하다.

(3)번 유형의 학생 환자를 치료한 경험을 얘기하자면, 처음 상
담에서는 환자가 불안한 이유를 전혀 찾을 수 없었는데 두 번째
상담에서 찾게 되었다. 환자한테는 동생이 있는데 본인이 큰아이
라고 해서 어찌 보면 어머니가 혜택을 주고 투자하는 것 같지만,
환자가 볼 때는 동생과 차별한다는 현실적인 느낌을 많이 받았기
때문에 어머니한테 반항한 것이다.
어린 자녀가 표현할 수 있는 제일 나은 방법인 반항을 한 건데

그런 피해 의식이 차곡차곡 쌓여서 시험 불안을 초래하게 되었다. 이렇듯 시험 불안은 다양한 원인이 있는데 힘들더라도 그것을 하나씩 찾아가며 환자를 치료할 때 필자의 어깨는 더욱 무거워진다.

총명탕

〈동의보감〉에도 총명탕에 대한 처방이 있는데,

"총명탕은 다망(多忘, 건망증)을 치료하며 오래 복용하면 하루에 천 마디를 외울 수 있다."고 기록되어 있다. 총명탕의 주요 약재인 석창포는 기억력 증진, 원자는 건망증 개선, 백복령은 심장을 튼튼하게 하는 약재로 알려져 있다.

필자는 한의학적인 심장 기능을 약하게 타고나면 보통 사람들보다 정신적, 육체적 스트레스에 취약하다고 본다. 정신적으로 강인한 사람도 학업이라는 지속적 육체적 피로와 정신적 스트레스에 시달리게 되면 자율 신경계의 균형이 무너지게 된다.

처음에는 예민, 불안, 초조, 긴장으로 시작하여 나중에는 신체적인 증상인 소화불량, 두통, 수면 장애, 어지럼증 등을 호소하는데 이럴 때 체질적으로 보강과 시험에 대한 트라우마에 대한 재조명과 압박감을 느낄 수 있는 사고방식에 대한 심리치료가 필요하다.

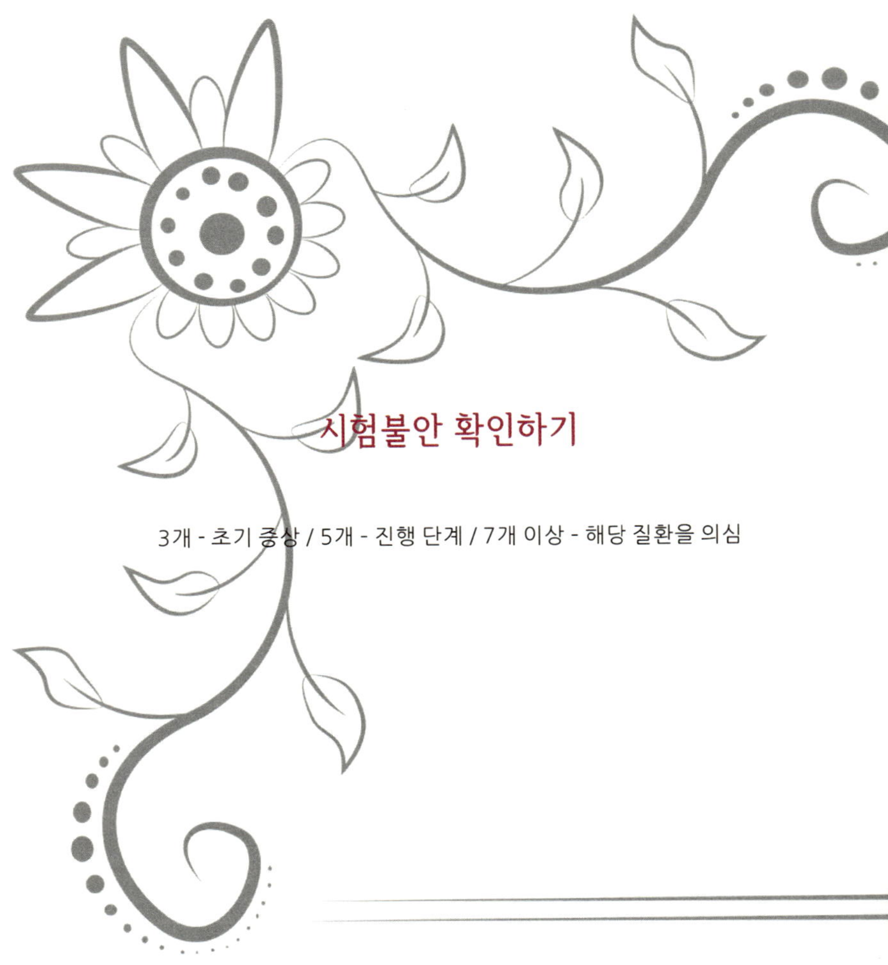
시험불안 확인하기

3개 - 초기 증상 / 5개 - 진행 단계 / 7개 이상 - 해당 질환을 의심

(1) 속이 더부룩하고 자꾸 체한다. ☐

(2) 화장실을 잘 가지 못한다. ☐

(3) 자꾸 방귀가 나오는 것 같다. ☐

(4) 배가 자꾸 아프다고 한다. ☐

(5) 머리가 아프다. ☐

(6) 예민해서 주변 사람들이 말도 붙일 수가 없다. ☐

(7) 손에 자꾸 땀이 난다. ☐

(8) 잠을 잘 수가 없다. ☐

(9) 등교를 거부한다. ☐

(10) 손톱을 물어뜯는다. ☐

근본적인 치료가 필요한
집중력 장애

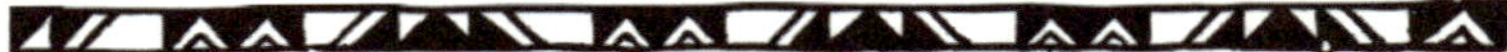

한의학적으로 볼 때 건망, 기허, 담음, 허번, 번조 등에 의해 과잉 행동과 충동성이 원인으로 왜 과잉 행동을 하고 주의력이 떨어질 수밖에 없는지 살펴 근본부터 치료를 진행해야 한다.

집중력 장애는 여러 가지 원인이 있는데 유전적인 요인, 신경화학적 요인일 수도 있고 음양의 불균형, 기혈양허, 심신불교 등이 원인일 수도 있으며 정서적 박탈과 같은 사회적 요인이 영향을 미칠 수도 있으므로 근본부터 치료해야 한다.

기혈양허

양기부족(**陽氣不足**)으로 장부, 경락, 기혈 등의 기능이 쇠퇴하는 것

심신불교

신음이 부족해지거나 심화(心火)가 몹시 왕성해져서 둘 사이의 정상적인 협조 관계가 장애된 것을 말한다. 심신불교 때의 주요 증상은 가슴이 답답하고 두근거리며 불면증, 유정(遺精) 등이 오는 것이다.

집중력 장애에 관한 한약 처방에서 중요한 부분은 소화기능을 좋게 해주는 것이다. 예민한 아이들의 가장 안 좋은 기능이 소화기능이기 때문인데 소화기를 치료한 이후에는 호흡기 질환 치료를 한다.

특히 환절기만 되면 감기를 달고 살면서 감기약을 늘 먹는 아이한테는 쌍패탕을 처방하는데 아이를 키우는 가정에서 쌍패탕을 상시로 두고 증상이 있을 때 먹게 하면 좋다. 효과가 좋아 보호자(어머니)와 환자(아이) 모두 좋아한다. 그리고 공진단도 많이 처방하는데 허약자에게 매우 좋다.

쌍패탕

감기에 걸려 열이 나고 추위를 싫어하며 머리가 아프고 관절이 아프거나 기침을 하고 코가 막혀 콧소리가 나는 것을 치료하는 처방.

🔥 공진단

공진단은 중국 원나라 명의 위역림이 5대에 걸친 비방으로 조제해서 황제한테 진상하였으므로 '황제의 보약'이라는 칭호를 얻은 약이다.

동의보감에는 "체질이 선천적으로 허약한 사람도 공진단을 복용하면 원기를 든든히 하고 신수(腎水)를 오르게 하여 심화(心火)를 진정시켜 만병을 물리치며, 과로로 간이 손상되었을 때 많은 보약이 있지만, 효과를 보기 어려우니 공진단을 복용하라."고 극찬할 정도로 효과가 뛰어난 최고의 보약이다.

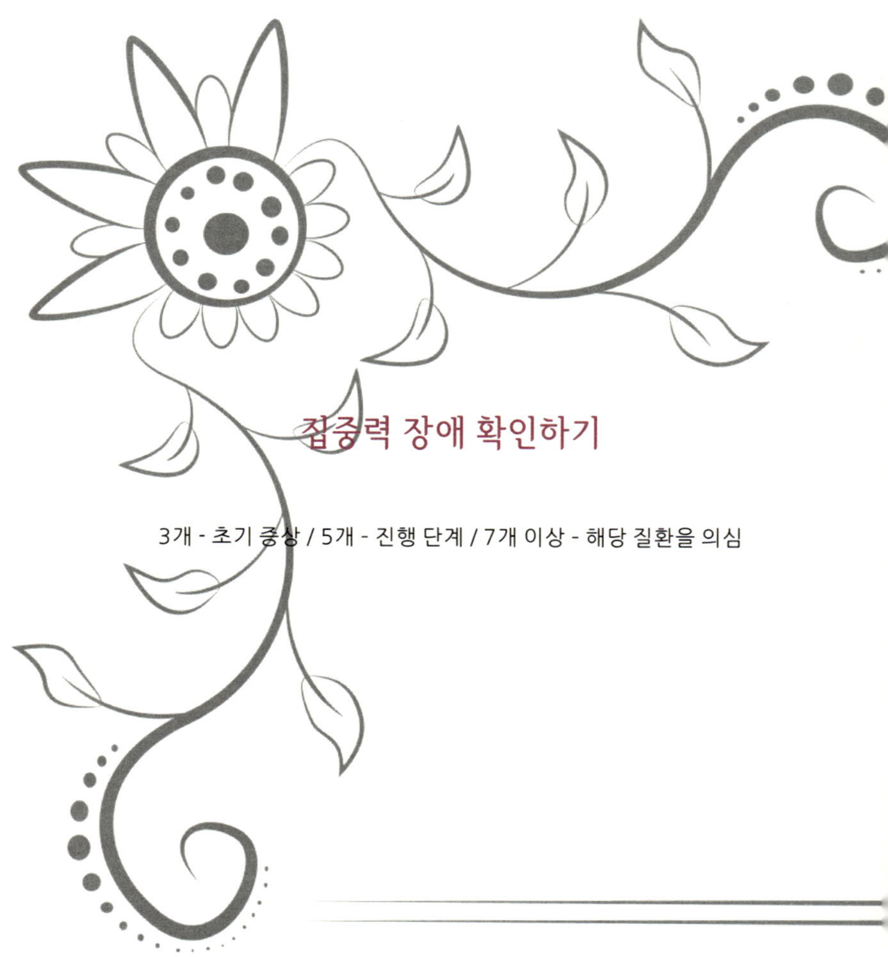

집중력 장애 확인하기

3개 - 초기 증상 / 5개 - 진행 단계 / 7개 이상 - 해당 질환을 의심

(1) 주의력이 부족하다. ☐

(2) 책을 읽을 때 집중이 잘 안 된다. ☐

(3) 다른 사람의 말을 이해하기가 어렵다. ☐

(4) 충동적인 성향이 있다. ☐

(5) 감정 조절이 어렵다. ☐

(6) 움직임이 많고 가만히 있지 못한다. ☐

(7) 계획성과 실행력이 약하다. ☐

(8) 감정 변화가 심하다. ☐

(9) 다른 사람의 말을 경청하지 못한다. ☐

(10) 해야 할 일을 잘 잊어버린다. ☐

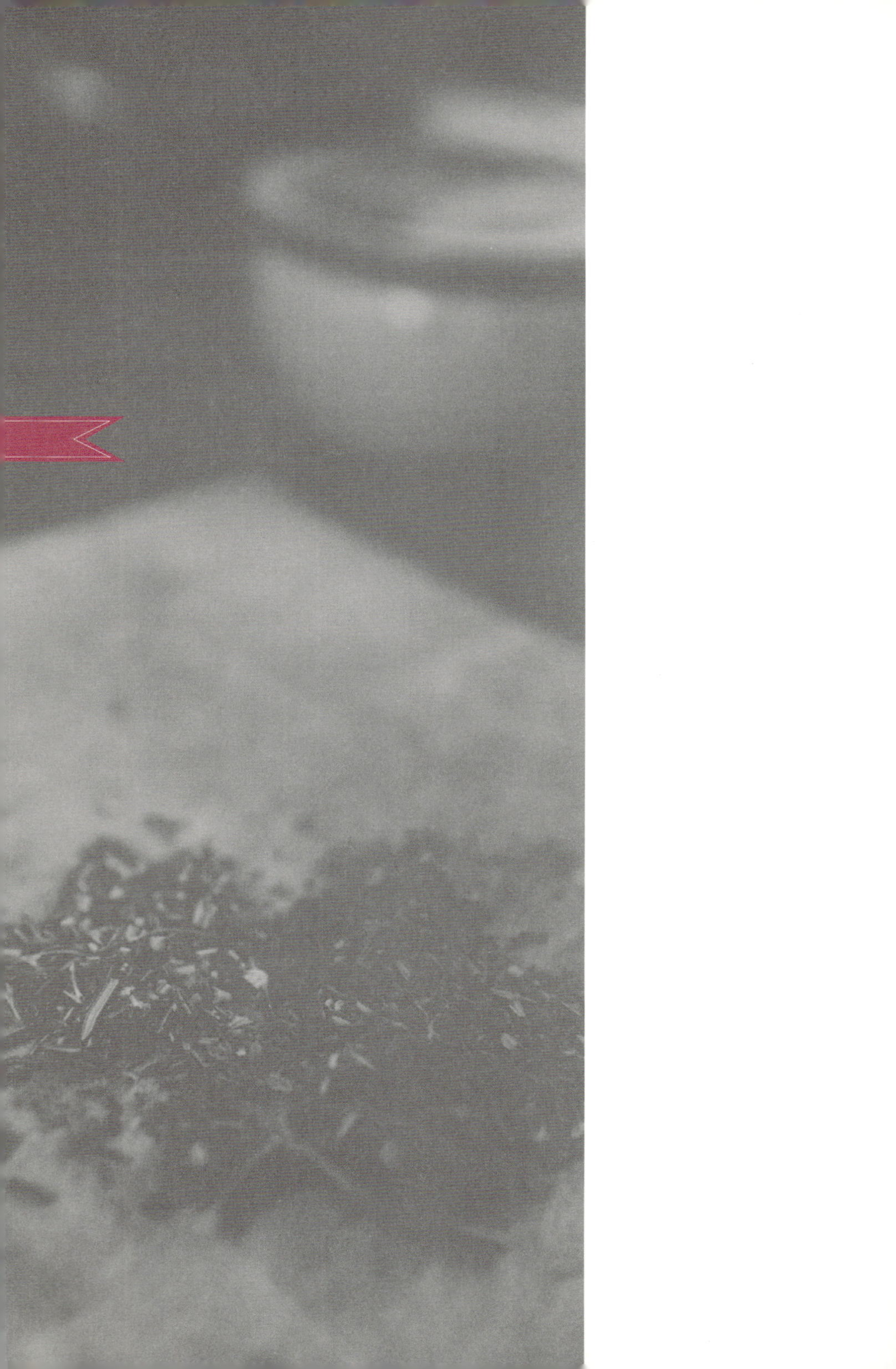

기능장애

삶의 질을 저하하는 불면증
<불면증 확인하기>
극심한 불면증에 시달리던 초등학교 4학년 여학생
피임약 등 약물 부작용, 불면증에 시달리던 고등학교 여학생
건조증과 불안증의 연속 상으로 볼 수 있는 틱 장애
<틱(뚜렛) 확인하기>
만성 질환으로 이어질 수 있는 두통
<두통 확인하기>
두통 혈 자리
응급 상황으로 발전할 수 있는 어지럼증
<어지럼증 확인하기>

삶의 질을 저하하는
불면증

　불면증으로 힘들어하는 사람이 많다. 한의학에서는 생각이 너무 많거나 정신적인 충격과 예민함, 과도한 노동 등 다양한 원인에 의해 불면증이 생긴다고 본다.

　잠드는데 시간이 오래 걸리거나 잠을 푹 잔 것 같아도 상쾌함을 느끼지 못하는 경우를 불면증이라고 하는데 환경의 변화나 스트레스에 의해 잘 유발되고 불안, 우울증, 강박 신경 장애 증의 정신적 질환이나 흥분이나 불안으로 정신 상태가 항진된 경우 동반해서 나타나는 경우가 많다.

　필자 생각으로는 불면증에는 약물치료보다 인지 치료가 더욱 효과가 있는 것 같다. 한약에도 잠을 잘 자게 해주는 성분이 들어있는 약제가 있다. 그 대신 양방 약보다 한약은 약성이 강하지 않고 끊었을 때 금단현상이 적은데 불면증에 관해서는 한약도 약간의 의존성은 생기는 것 같다.

불면증도 불안에서 시작하는데 환자의 인생 중 잠을 잘 자지 못했던 어떤 시기가 계기가 되어 잠을 못 자게 되었을 것이다. 환자가 잠을 잘 자던 시기의 기억으로 돌아가게끔 해줘야 하는데 치료가 어렵고 오랜 기간이 필요한 경우가 있다.

아침, 저녁 근무 시간이 교대로 순환되는 직업군(예를 들면 간호사, 공장 근로자 등)인데 이런 경우에는 필자가 환자한테 직장을 그만두라고 할 수도 없으므로 직장에 근무 시간을 조금 배려받게끔(치료 기간에) 부탁해보라고 하는 것으로 치료를 계획한다.

불면증 치료 과정은 이렇다.

(1) 외부적 요인이 있다면 제거하도록 유도

(2) 적절한 한약 치료

(3) 인지적 치료

• 수면 환경 조성을 위해 암막 커튼을 치는 등의 실천을 해라.

• 잠이 오지 않을 경우 일단 일어나서 싫어하는 일을 하다가 잠이 오면 그때 자라.

• 잠을 잘 자고 있다고 생각하여 불안감을 떨칠 수 있도록 하라.

• 낮의 행동 습관을 수정하라(낮잠을 너무 오래 자지 말라, 신체 활동을 많이 하라…)

• 긍정적인 마음가짐을 가져라.

어떤 사람도 사흘 이상 잠을 안 잘 수는 없는데 불면증 환자들은 늘, 매일 잠을 못 잔다고 얘기한다. 이런 환자들에게 필자가 하는 얘기가 있다.

"○○○씨는 사실 잠을 자고 있습니다. 불안감 자체가 생각을 더욱 부정적으로 하게 해서 잠을 전혀 못 잔다고 여기는 거죠."

불면증 환자 중에 이런 환자가 꼭 있다.

"저는 잠을 자다가 꼭 깨는데 그때 시계를 보면 정확히 같은 시간입니다!"

이런 환자에게 필자는 자다 깨더라도 "시계를 보지 마십시오."라고 한다. 왜냐하면 환자는 '나는 지금 깼어. → 분명히 ○시일 거야. → 그럼 그렇지, 나는 이런 사람이야.'라며 확인을 하는 것이기 때문에 그걸 하지 말라는 것이다.

잠에서 깼을 때 시계를 보지 말고, 만약 여자라면 가장 하기 싫은 손빨래를 한다든지 하는 등의 '내가 가장 싫어하는 일'을 하면서 "이따가 다시 자면 되지!"라고 조금 편하게 생각하면 되는데 바로 마음가짐이 중요하다.

환자마다 처음에 불면을 겪게 된 계기가 어떤 불안에서 시작했을 텐데 시간이 흘러 환자를 불안하게 했던 이유가 사라져도 '불면의 습관'은 남아 있으므로 계속 불면증을 겪기도 한다. 물론 불안하게 하는 이유가 현재 진행형이라면 상황은 조금 다르지만 말이다.

개인적인 얘기를 하자면, 필자 한의원의 간호사한테 당부하는 사항이 있는데 환자를 세심하게 관찰하라는 것이다. 환자의 행동, 표정, 말투 등 환자의 모든 것을 말이다.

"원장님, ○○○ 환자분이 지난 진료 때보다 표정이 밝아지신 것 같아요."
"○○○ 환자분 말투가 아주 부드러워지셨어요. 늘 거친 말투였는데 오늘은 다르시네요."
"○○ 학생이 처음으로 한의원에서 물을 마셨어요. 긴장이 돼서 물 한 모금 마시지 않고 앉아 있었는데 오늘은 마음이 좀 편해 보입니다."

등 간호사가 환자를 관찰하고 필자한테 전달하는 '환자의 실시간 상태'는 환자의 치료과정에서 매우 중요한 과정이다. 꼼꼼한 관찰 결과에 관해 필자는 해당 환자와 솔직한 대화를 나누면서 문제를 조금씩 해결해 나가는데 환자도 이 과정을 긍정적으로 생각한다.

누구한테나 해당하는 건 아니지만, 우울, 불면, 불안은 3종 세트인 것 같다. 체질과 성향에 따라 차이는 있지만 스트레스 상황에 있을 때 교감신경 항진 형에 치우친 사람은 증상이 더욱 심할 수 있고 반면에 어떤 사람은 그런 상황에서도 잠을 잘 잔다.

그런데 사람이 병이 들면 이것이 반대로 작용하는데 예를 들면 이렇다.

■A라는 사람은 잠을 6~7시간 자야 하는데 10시간 이상씩 잔다.
→ 병이 생겼다는 것.
■B라는 사람은 10시간 이상 잠을 자야 하는데 5시간밖에 잠을 못 잔다.
→ 병이 생겼다는 것.

꼭 7~8시간을 자야 건강하고 10시간 이상 자면 게으르거나 어디가 이상한 것이 아니라 각자의 체질에 따라 다르다는 의미다. 얼마의 잠을 잤을 때 내가 가장 편하고 활동하기에 건강함을 느끼는 지가 기준의 척도다.

불면증 환자를 치료할 때 아무리 열심히 치료해도 어려운 경우가 있는데 '치료에 필요한 환경 변화가 이뤄지지 않았을 때'이다. 환경 변화가 이뤄지지 않은 경우 필자가 확인하는 부분이 있는데

♦ 환자의 의지가 없어서 이뤄지지 않았는지

♦ 환자의 의지가 있는데도 환경이 전혀 도움이 되지 않았는지

이다. 환경이 변화되지 않아도 환자의 의지가 강하다면(치료하겠다는 의지) 시간이 걸려도 긍정적 결과를 기대할 수 있지만 환자의 의지가 없어 환경 변화를 시도하지 않은 경우나 환경은 도와주려고 하는데도(가족 등이) 환자의 의지가 없는 경우에는 치료가 어렵다. 그래서 인지 치료가 필요한 것이다.

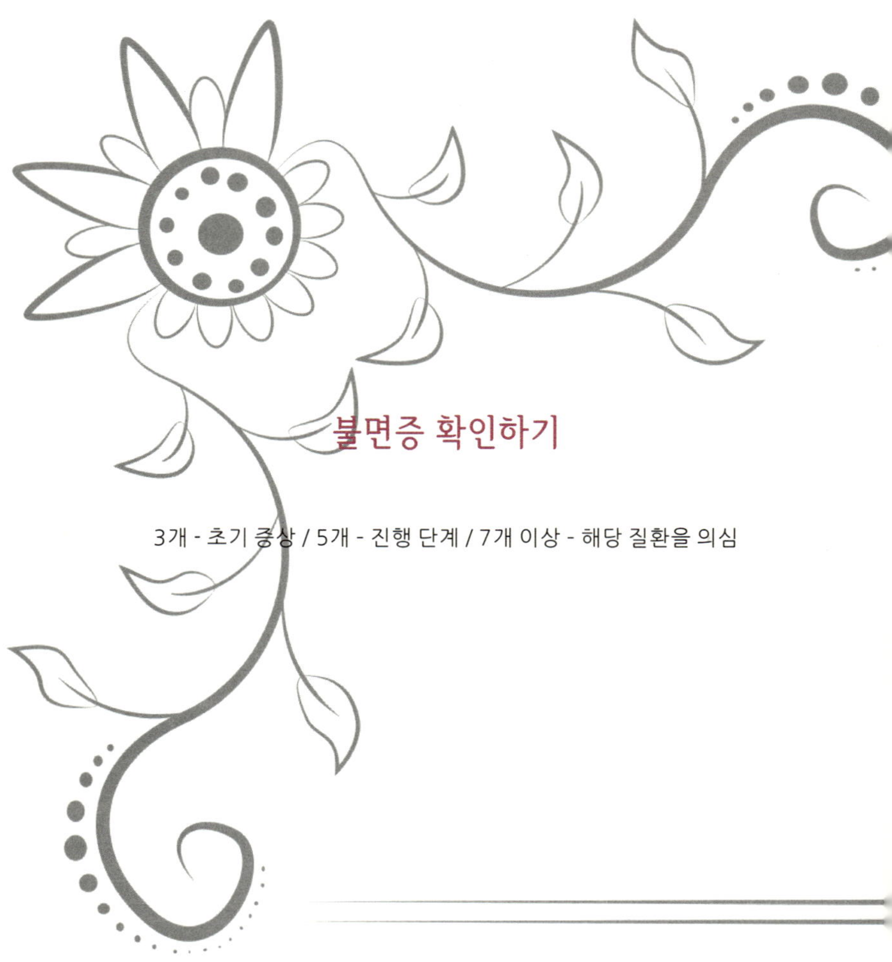

불면증 확인하기

3개 - 초기 증상 / 5개 - 진행 단계 / 7개 이상 - 해당 질환을 의심

(1) 잠들 때까지 30분 이상 걸린다. ☐

(2) 꿈을 자주 꾼다. ☐

(3) 자도 잔 것 같지 않다. ☐

(4) 기억이 잘 안 난다. ☐

(5) 새벽에 깨면 잠은 다 잔 것이다. ☐

(6) 자려고만 하면 작은 소리가 신경에 거슬린다. ☐

(7) 낮에 기력이 없다. ☐

(8) 쓸데없는 생각을 자꾸 한다. ☐

극심한 불면증에 시달리던
초등학교 4학년 여학생

아동, 청소년 불면증도 심각하다. 사춘기가 일찍 찾아온 초등학교 4학년 여학생이 내원했는데 죽음에 대한 공포가 원인이 되어 잠을 못 잔다고 했다. 예전에 TV에서 방영된 죽음에 관한 어떤 장면을 보고 크게 충격을 받았는데 꼭 충격 때문만이 아니라 아이의 기저에 죽음에 대한 불안이 깔렸었던 것 같다.

시각적으로 느끼는 영향은 그 어떤 감각의 영향보다 큰데 시각을 통해 기억된 영상은(모습) 끔찍하고 공포가 강한 것일수록 오래 기억하게 된다. 그래서 아이들(청소년기 포함)한테 선정적이고 폭력적, 혐오스러운 영상물을 될 수 있는 한 보여주지 말라고 하는 것이다.

공포가 심해 잠을 못 자니 아이는 자기만의 방법을 찾아 잠이 오지 않을 때는 책을 읽었다는데 문제는 밤뿐만 아니라 낮에도 잠을 못 잤고 그런 문제를 아이의 어머니가 발견했다고 한다.

사실 아이의 원래 상담 목적은 학교에서 왕따를 당해 어려움에 부닥친 아이의 치료를 위한 것이었는데 상담을 하니 불면증을 겪고 있다는 걸 알게 되었고 '불면증이 원인이 되어 왕따가 된 것인지 아니면 왕따가 되어 불면증에 걸린 것인지' 정확하게 알 순 없었지만, 필자는 이 아이의 경우 어느 것이 먼저인지 중요하지 않았다.

아이는 죽음에 대한 공포가 기저어 깔렸으니 학교에서의 행동도 일반 아이들과는 조금 달랐을 것이고 거기에 왕따를 당하면서 두 가지 문제가 결합하여 불면증에 걸리지 않았을까 생각한다.

그러나 아이는 제대로 잠을 못 자는 힘든 상황에서도 책을 읽는 등의 방법을 찾아 긍정적으로 생각하며 노력했는데 왕따 문제는 안타깝게도 학교에서 잘 해결이 되지 않아 전학을 가고 이사를 하게 되었다.

왕따 문제를 해결하기 위해 노력을 안 한 것이 아니라 아이의 어머니가 아이의 문제를 학교에 노출하는 걸 원치 않았기 때문이다. 학교 선생님께 아이의 문제를 의논했을 때 해결이 잘 될 것이라는 믿음도 확실치 않은데 노출할 경우 아이한테 더욱 큰 상처를 줄 수 있는 위험을 안고 싶지 않았던 것이다.

아이는 공부도 참 잘했는데 다만 다른 아이들이 보기에 '외모가 별로이고 뚱뚱하다고 판단'하여 더욱 왕따를 시켰던 것 같다.

아이의 치료는 이렇게 진행되었다.

♦ 일단 다이어트 계획을 세워 다이어트를 하게 해주고
♦ 매체 노출을 최소화(죽음에 관한 공포, 불안을 낮추기 위해서)
♦ 밤에 잠을 자기 전에 어머니, 아버지와 편안한 대화를 짧게라
도 해서 마음을 안정시키길
♦ 왕따를 당한 건 아이의 잘못이 아니란 걸 알려주고, 전학 간 학
교에서 적응을 잘할 수 있도록 심리 치료를 했다.

필자가 보기엔 이 학생은 성격도 차분하고 착한 데다가 부모님
도 딸의 치료에 적극적이었던 걸 볼 때 가정적으로나 모든 것에
서 문제가 없었는데 왕따를 당했던 학교의 가해 아이들이 정말
나쁜 아이들이어서 피해를 본 경우인 것 같아 착잡했던 기억이
난다.
아이를 보면 부모, 특히 어머니를 알 수 있는데 아마도 가해자
아이들의 어머니들은 인성이 상식 이하였을 것이다.

피임약 등 약물 부작용, 불면증에 시달리던 고등학교 여학생

청소년기가 되면 문제가 커지는 게 뭐냐 하면 아이 스스로 약을 구해서 먹기 때문에 더욱 위험하다. 아이들에 대한 필자의 상담 사례를 보면 마치 아이들의 좋지 않은 부분과 행동만을 얘기하는 것 같아 오해할 수도 있을 것이다.

그러나 자녀를 키우는 부모들은 곤경어 처한 우리 아이들이 '어른이 미처 생각하지 못한 행동을 하여 본인을 더욱 고통스럽게 만들 수도 있다.'라는 현실을 냉정하게 파악했으면 하는 노파심에서 사례를 얘기하는 것이다.

아이들이 겪고 있는 고통을 부모, 성인 보호자가 세밀하게 파악하여 적절하게 치료를 받게 도와줘서 아이가 건강한 인생을 살아가게 해줬으면 하는 소망이다.

고등학교 여학생이 내원했는데 피임약을 먹고 있었다. 피임약 때문에 불면증을 겪게 되었는데 불면증을 극복해보려고 선택한 방법이 수면제를 먹는 거였다. 여학생의 부모는 이혼했고 이혼의 사유는 아버지의 외도였다.

그런데 필자가 보기에는 여학생의 어머니가 기본적인 어머니 상에서 조금 벗어났다는 느낌을 받았다. 이 부분은 뒤에서 얘기하기로 하고, 어쨌든 여학생은 피임약을 먹으니 속이 울렁거리고 잠이 오질 않아 고생하다가 '조금이라도 편하게 자고 싶다.'는 생각에서 약국에서 구매 가능한 수면 유도제를 사서 먹기 시작했고 계속 먹다 보니 나중에는 그것도 효과가 없어 양방 정신과에 가서 수면제를 처방받아 먹었다는 것이다.

사실 이 여학생은 불면증 치료를 위해 내원했지만 다른 한 가지 이유가 또 있었는데 바로 '약물 부작용' 때문이었다.

여학생은 피임약을 약 3년 정도 먹었는데 수면 유도제, 수면제와 피임약을 함께 먹다 보니 너무 힘들어 한 이틀 피임약을 안 먹었다고 한다. 그런데 피임약을 먹지 않은 때부터 얼굴에 여드름이 심하게 났는데(피임약을 먹을 때는 여드름이 나지 않았다고) 한창 외모에 신경 쓸 나이의 여학생은 여드름을 치료하겠다고 피부과에 가서 항생제를 처방받았다고 한다.

그런데 문제는 여기에서 발생했다. 처방받은 항생제를 한 알만 먹어야 하는데 한 알 먹고 효과가 없는 것 같아 임의대로 그 자리에서 두 알을 더 먹었다는 것이다. 그러니 어떻게 되었겠는가?

피임약에, 수면 유도제에, 수면제에 거기에다가 항생제를 용량 초과해서 먹었으니…….

여학생은 심장이 비정상적으로 쿵쾅거리고 '이러다 죽는 것 아닌가?' 싶을 정도로 몸에 이상을 느꼈다는데 살면서 그런 긴박한 느낌은 처음 받았다고 한다. 성장기에 있는 여린 몸에 그렇게 독한 약들로 충격을 줬으니 말하지 않아도 그때 여학생이 느꼈을 공포는 짐작이 간다.

이 사건 이후 약에 대한 공포가 생긴 여학생은 수면제도 먹지 못하니 잠을 더욱 못 자게 되어 불면증이 심해져서 꼭 치료하고 싶다고 필자를 찾아온 거였다.

여학생은 열심히 치료 과정 중에 있는데 어머니도 함께 심리 상담을 받았다. 앞에서 말했듯이 어머니의 상태도 염려가 되는 상황인지라 상담을 한 건데, 남편의 외도로 이혼했기 때문에 남자에 대한 불신이 깊어져서 딸한테도 남편(여학생의 아버지)에 관한 부정적인 이야기를 계속했고 그러다 보니 좋지 않은 영향이 딸한테 그대로 투사된 것이다.

여학생의 내원 이유는 '불면증 + 약물 부작용'이었지만 더욱 깊이 들어가니 가정 불안, 어머니의 잘못된 가치관이 선행된 문제였고 거기에 아이의 삶에 대한 그릇된 태도까지 합쳐진 복합적인 경우였다.

이 여학생한테는 심리 치료는 물론 한약 치료도 했는데 약에 대한 공포가 있는 만큼 한약에 대한 부정적 의견도 무척 컸다. 하지만 양방 약으로 고통을 겪었으니 한약으로 치료하겠다는 마음이 있어 필자한테 온 것이기 때문에 다행히 치료는 잘 진행되었다.

불면증의 치료 원리를 다시 강조하면 이렇다.

수면 환경 개선 권유 → 인지 치료 → 잠을 편안하게 잘 수 있는 한약 처방 → 수면 일기를 쓰게 한다.

• 불면증 처방 약은 보통 산조인 초나 용안육을 쓰는데 설사를 많이 하거나 소화기가 좋지 않은 경우에는 용량을 적절하게 조절한다.

물론 부작용이 심한 약제도 있는데 그건 한의사가 정확하게 판단하여 처방하니 한약 및 보약을 지을 때는 꼭 한의원에 와서 진료를 받은 후 처방받기 바란다.

사람에 따라 몸이 리셋되는 적정의 시간은 조금씩 다르다. 따라서 평균적인 시간에 맞추어 내가 불면증이라고 괴롭힐 필요가 없다. 내가 몸의 기능을 회복하는 시간이 나의 수면 시간이다.

필자 의원에서는 환자들에게 일지를 쓰게 한다. 몸과 마음은 항상 함께 하므로 심리 치료, 한약 치료, 침 치료 등 치료를 받으면서 식사 상황, 한약은 잘 먹는지, 체중의 변화는 어떤지, 오늘 아픈 부분은 어디인지, 오늘의 컨디션은 어떤지 등을 수첩으로 만들어 환자들에게 작성하도록 하고 있다.

건강해지고 싶다는 의지가 강한 환자일수록 꼼꼼하고 성실하게 숙제를 하고 있는데 치료 과정 중 중요한 과정에 속한다. 수첩을 전부 보여 주기는 어려워 5페이지만 실었다.

면역 균형!
정신 면역력 향상이 정답

마음이 불편한 나
정신면역력 향상이 꼭 필요합니다!

단순히 정신적으로 힘들어 치료를 시작하시는 분들은 많지 않습니다.
대부분 신체 증상을 감지하기 시작하면서 치료의 필요성을 느끼게 됩니다.
하지만 장기간 방치된 신체는 정신적 스트레스로 인해 기능적 손상을 받습니다.
또한, 이러한 손상은 또 다른 증상을 일으키는 악순환을 만들게 됩니다.

이러한 악순환의 고리를 끊고, 우리 몸이 외부의 스트레스를 스스로 이겨낼 수 있는 정신면역력을 키우는데 치료 핵심을 두고 있어야 합니다.

몸의 조화를 바로 잡아 근본을 치료해주는
정신면역력 강화 프로그램

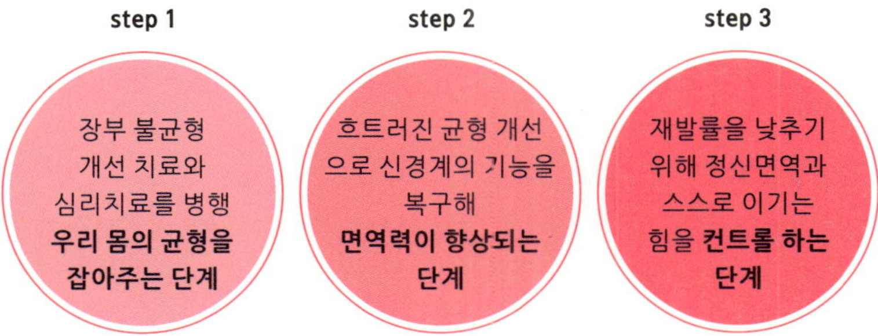

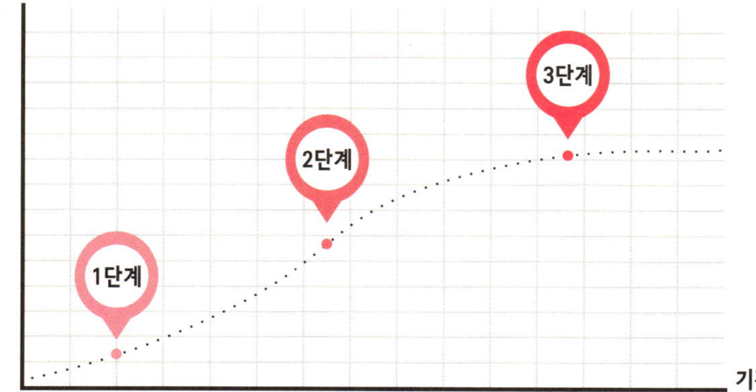

손상된 신체를 개선합니다. 개인적 체질에 따라 오장의 균형을 바로잡고 저하된 기능을 회복시킵니다. 또한, 신체 증상을 감소시키기 위해 정신면역력 치료를 시작합니다.

신체 증상 치료만으로도 정신 증상이 급속히 호전되는 분들이 많습니다.

질병명이 비슷하고 증상이 비슷해도 사람마다 원인은 다릅니다.

서로 다른 이유처럼 치료방법도 1 : 1 맞춤 설계가 되어야 합니다.

2단계에서는 나의 문제를 바라보는 법을 배움과 동시에 신경계의 기능을 복구시켜 면역력을 향상하기 위해 진행됩니다.

정신 면역의 핵심은 한번 경험한 일을 다시 마주 보게 되면 이전보다 수월하게 지나간다는 것에 있습니다. 내 삶 속에 적용하기 위해 어떻게 해야 하는지 배우는 단계입니다.

한약복용법

복용 방법

하루에 두번(아침, 저녁) 식후 15분 후에 따뜻한 물에 잠시 중탕으로 데운 후 복용
합니다.
전자레인지는 가급적 사용하시지 않는 것이 좋습니다.
(약 성분이 파괴될 수도 있기 때문입니다.)

보관방법 : 냉장 보관

주의사항

한약 복용 시 가급적 드시지 않는 것이 좋은 음식

술, 담배, 밀가루 음식(면, 빵, 국수, 파스타, 피자, 햄버거, 수제비, 자장면, 라면,
우동, 과자) 우유 및 유제품(우유, 치즈, 요구르트), 계란, 튀김, 부침개, 두유, 콩,
청량음료, 커피, 초콜릿, 아이스크림, 옥수수 입니다. 이런 음식은 장에서 면역반
응을 일으키고 간해독을 방해합니다. 드시지 않는 것이 가장 좋지만 어려우시면 최
대한으로 줄이셔야 합니다.

곡류는 현미와 현미찹쌀이 가장 좋습니다.
음료수는 생수와 보리차가 가장 좋습니다.

일반적으로 판매되는 음료수에는 칼로리가 있고 식품첨가제가
들어 있습니다.

2017년 이 월 이 일

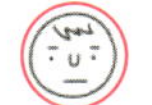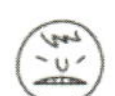

오늘의 주요기분(10점 만점 기준)			
8 점	4 점	2 점	1 점
우울	기쁨	불안	기타

증상

- 언제?　　오후 3시쯤 심장 두근거림

- 어떻게?　누군가 뒤를 잡아 당긴다. 자기전에 뒷목이 무겁다.

메모

원장님과의 과제 혹은 비고란

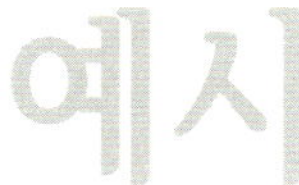

시간	오늘의 식단
아침	현미밥, 양상추샐러드, 오징어국
점심	오곡밥, 버섯전골, 콩나물무침
저녁	갈비, 멸치볶음, 계란후라이, 비빔밥
간식	아메리카노 2잔
비고	오르필정 750mg > 150mg 줄임

2017년　　월　　일

아주좋아요 / 좋아요 / 그냥 그래요 / 나빠요 / 최악이에요

오늘의 주요기분(10점 만점 기준)			
점	점	점	점
우울	기쁨	불안	기타

증상
• 언제? • 어떻게?

메모
원장님과의 과제 혹은 비고란

시간	오늘의 식단
아침	
점심	
저녁	
간식	
비고	

건조증과 불안증의 연속 상으로 볼 수 있는
틱 장애

틱(뚜렛)은 본인의 의도와 상관없이 갑자기, 반복적으로 움직이는 근육 움직임이나 소리를 말하는데 일반적으로 눈 깜박임부터 시작하며 점차 아래로 내려오는 경향을 보인다. 소리만 내는 경우도 있으며 근육의 움직임과 소리같이 나타나는 뚜렛이 나타나기도 한다.

양방에서는 신경 전달 물질의 이상으로 보고 있으나 신경학적 검사에서는 아무런 이상이 없다. 뇌 질환의 측면으로 바라보게 되어 양방 약을 오랜 기간 먹을 때 신체적 기능을 떨어지게 할 수 있고 이는 학습하는 데 좋지 않은 영향을 줄 수 있으므로 환자의 보호자는 진지하게 고민해야 한다.

틱 치료는 아이가 스트레스 받는다는 걸 부모가 이해하지 못하는 경우에는 가족 상담과 아이의 기질적으로 스트레스에 취약한 성질을 바꿔주는 한약 처방을 한다. 하지단 가족 간 문제가 전혀 없는데 아이가 증상을 보이는 경우에는 부모가 알고 있는 것보다 아이가 훨씬 예민하고 스트레스를 받는 경우가 많다.

한의학적으로 볼 때 틱 장애는 불안과 건조증이 원인이라고 본다. 사람이 불안하면 심장이 두근두근하고 상기도 쪽으로 열이 생긴다. 그러면서 입이 바짝바짝 마르기도 하고 눈이 건조한 증상도 느낀다.

그중에서 원래 비염이 있거나 점막에 염증이 잘 생기는 사람들이(비염 포함 구강 내 염증 등) 틱 증상이 잘 생기는 것을 봤다. 특히 '호흡기 질환에 잘 걸리는 어린아이들이 위로 솟는 열기와 합쳐져서 틱 장애에 취약하더라.'라는 얘기도 있다.

그래서 틱 장애 환자한테 상기도 감염에 관한 치료(호흡기 치료)만 먼저 해줘도 효과가 있는 경우가 있는데 상기도 건조증을 치료하는 한약을 써서 상기도를 촉촉하게 해주니 틱 증상이 완화되는 것이다.

요즘 들어 틱 장애 환자가 많은 것 같은데 이면에는 이런 이유가 있는 것 같다.

■ 예전에는 같은 행동을 반복한다는 것이 틱이라는 걸 몰랐는데 이제는 그것이 틱이라는 걸 알게 되어 환자가 많아진 것 같은 느낌을 받는 것이고

이다.

참고로 어머니들이 아이가 콧물을 조금이라도 흘리면 감기라고 여겨서 바로 양방 감기약을 먹이는데 그건 감기가 아니라 아이가 피곤해서 그럴 때가 있다. 그럴 때는 콧물약을 먹이지 말고 일단 아이를 쉬게 해주는 것이 첫 번째 해야 할 일이다.

어머니들의 생각에 변화가 있어야 우리 아이들이 약에서 해방될 수 있다. 아이가 이런 가벼운 증상을 보일 때 양방 약부터 먹이지 말고 어머니의 생각을 바꿔 6개월~1년 정도 실천하면 아이는 반드시 건강해진다.

그렇다면 그것을 실천하는데 필요한 한약을 상비약으로 가정에 두면 좋은데 양방 해열제, 양방 소화제 등을 가지고 있는 것처럼 말이다. 나아가서는 틱 장애 예방 차원에서도 권하고 싶다. 이 한약들은 약국에서도 구매할 수 있는데 만약 약국에 없다면 한의원에서 건강보험이 적용되어 저렴하게 처방받을 수 있다. 어머니들이 잘 알아 뒀으면 한다.

포룡환

• 놀랐을 때, 열 날 때(기응환도 된다)

**일례로 아이들이 열이 날 때는
일단 소시호탕을 먹이고
과식하지 말게 하면서
집에서 쉬게 한다.**

전혀 거창할 것 없는 기본 중의 기본 보살핌이다. 특히 아이들은 한약이 정말 잘 듣고 효과를 본다. 어른들은 이미 많은 종류의 양방 약을 먹어 왔기 때문에 감기라도 들어 약을 먹으면 "감기약에 취해서 잔다."라고 할 정도로 양방 약에 찌들어 있다. 어른이 "한약 먹고 취해서 잔다."라는 얘기는 필자도 아직 들어본 적이 없다.

그런데 아이들은 성장하고 있는 순수한 몸이기 때문에 증상에 맞게 처방된 한약을 먹으면 노곤 노곤하게, 기분 좋게 '한약에 취해' 잠을 잔다. 강력한 성분에 취해 몽롱하게 자는 것이 아니라, 맛있는 음식을 먹고 기분 좋게 산책을 하고 따뜻한 물에 목욕한 후 뽀송뽀송한 잠자리에 누웠을 때 오는 그 편안하고 달콤한 느낌처럼 잠에 빠져들어 사지를 죽 펴고 꿀잠을 잔다. 이건 보호자인 어머니들을 통해서도 확인한 얘기다.

"선생님, 우리 ○○이는 양방 약을 먹고도 잠을 자지 않고 보챘는데요. 어제는 한약 먹고 밥도 반 공기나 먹고 잠을 푹 잤어요! 보채지도 않고요!"
"○○이는 평소 불편한 모양새로 잠을 자다가 자주 깨서 짜증을 냈는데 어제는 한 번도 깨지 않고 잤거든요. 팔, 다리를 얼마나 쫙 펴고 자던지 정말 신기해요!"

물론 중증 환자인 아이는 또 다른 한약을 처방받고 양방 진료가 필요한 경우 병행해야 하겠지만 대부분의 아이들은 상비약만으로도 효과를 본다.
자, 그럼 보너스로 어른들이 먹을 수 있는 한방 상비약도 알려주고 싶다.

평위산
• 소화가 안 될 때
패독산
• 가벼운 감기 증상

　가벼운 감기 증상도 참 다양하겠지만 그래도 일반적으로 봤을 때 사용할 수 있는 포괄적 개념의 가벼운 감기 증상에 먹는 한약이 패독산이다. 어머니도, 아이도 한방 상비약을 잘 챙기고 먹어서 몸을 상하지 않게 잘 관리했으면 좋겠다.

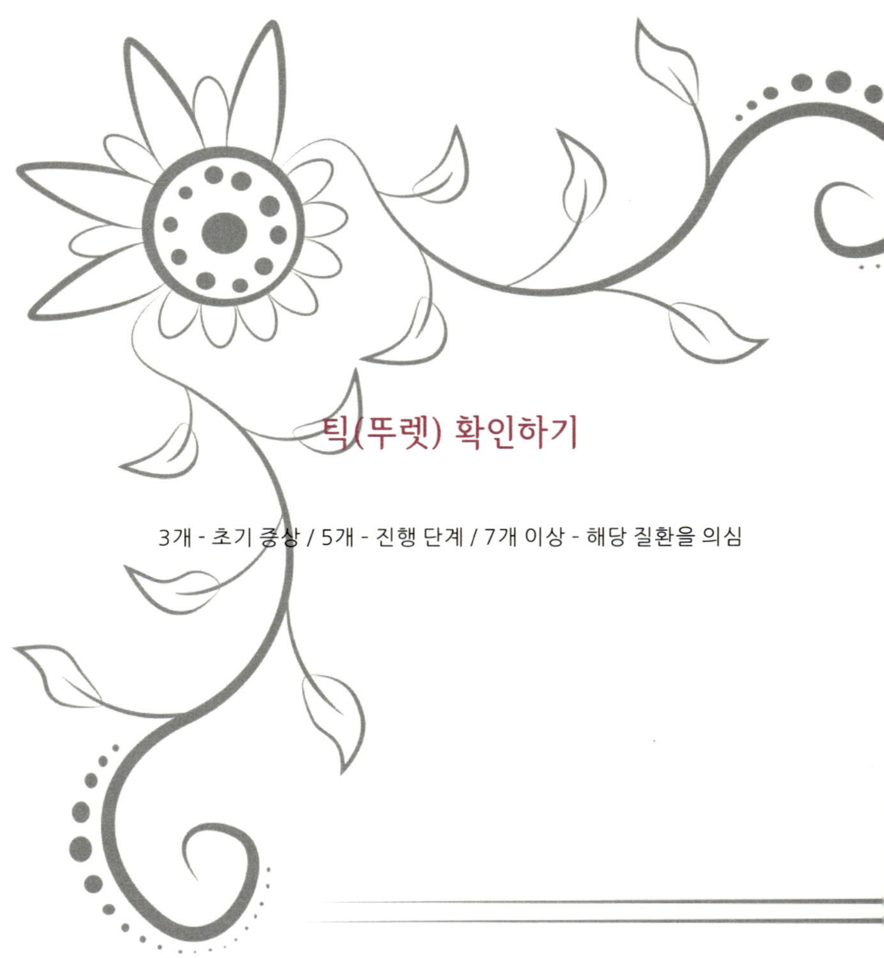

틱(뚜렛) 확인하기

3개 - 초기 증상 / 5개 - 진행 단계 / 7개 이상 - 해당 질환을 의심

(1) 지나치게 산만하다. □

(2) 눈을 지나치게 세게, 자주 깜박인다. □

(3) 입 주위를 씰룩거린다. □

(4) 가만히 있는데 팔, 다리 근육이 움직인다. □

(5) 목이 건조한 듯, 헛기침을 자꾸 한다. □

(6) 알아들을 수 없는 노래를 흥얼거린다. □

(7) 펄쩍펄쩍 뛴다. □

(8) 어깨가 들썩거린다. □

(9) 고개가 자꾸 한 쪽으로 돌아간다. □

만성 질환으로 이어질 수 있는
두통

두통은 일상생활에서 정말 흔히 겪는 질환이다. 대부분 두통약을 먹고 일반적으로 조금 쉬면 증세가 나아지지만 심할 경우에는 회복되지 않고 만성 질환으로 이어지게 된다.

두통의 원인은 워낙 많은데, 어혈로 인한 뇌 속의 혈액 순환 장애와 소화기 장애, 간 기능의 이상, 스트레스, 과로 등을 원인으로 볼 수 있다. 하지만 뚜렷한 원인을 알 수 없고 한의학적으로 접근하여 신체 불균형을 바로잡고 원인을 치료하는 것이 필요하다.

대부분 승모근이 긴장하여 측두엽이 아픈 긴장성 두통이 많다. 체했을 때도 두통이 생기고, 혈관 등이 문제가 되는 신경학적 원인이나 내과 질환 등이 없는데도 두통이 자주 있는 경우에는 신경성 두통인데 이것 역시 불안에서 기인한다.

한의원에서는 이렇게 신경성 두통으로 내원하는 두통 환자의

승모근에 부항을 뜨고 사혈하고 혈 자리에 침을 넣고 나면 두통
이 많이 완화된다.

승모근(등세모근)
목과 어깨의 넓고 평평한 삼각형의 근육

측두엽
청각 정보가 일차적으로 전달되는 피질 영역
관자놀이 부근에 위치한다.

　체한다는 것(식체)은 자율신경이 소화기에 집중되어 뇌로 가
는 혈류량이 부족해져서 두통이 생기는데 이럴 때는 위장 치료를
해주면 된다.
　공황 장애로 두통이 있는 경우가 있는데 이때는 당연히 공황
장애를 치료하면 두통이 사라진다.

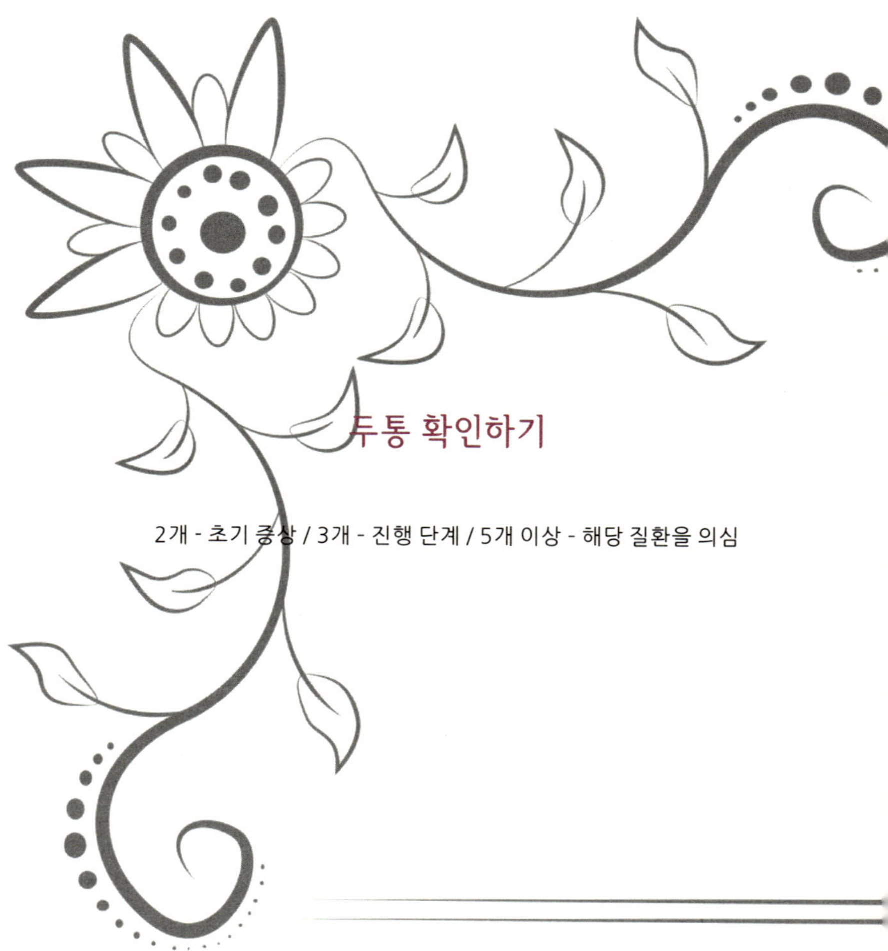

두통 확인하기

2개 - 초기 증상 / 3개 - 진행 단계 / 5개 이상 - 해당 질환을 의심

(1) 머리가 멍하고 어지럽고 아프다. ☐

(2) 기억력과 집중력이 떨어진다. ☐

(3) 뒷목이 뻐근하다. ☐

(4) 머릿밑이 시리고 저린다. ☐

(5) 눈 주위가 아프다. ☐

(6) 얼굴에서 열이 나는 듯 화끈거린다. ☐

두통 혈 자리

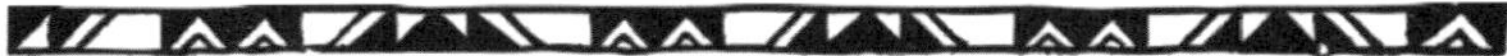

협거(**頰車**) : 하악관절(**下顎關節**) 부위

솔곡(**率谷**) : 귓구멍을 지나는 수직선 상에서 머리털 경계 부위

태양혈(**太陽穴**) : 귀의 위, 눈의 옆쪽. 음식을 씹을 때 움직이는 곳

풍지(**風池**) : 승모근 바깥쪽과의 사이의 우묵한 곳

완골(**完骨**) : 귓바퀴 뒤편 밑쪽의 꼭지 모양으로 아래로 뻗은 관자뼈 일부분 우묵한 곳

백회(**白會**) : 머리 정중앙선에서 앞 머리털 경계로부터 뒤로 가서 우묵한 곳

견우(**肩髃**) : 어깨 앞부분 움푹 들어간 곳

견정(**肩貞**) : 어깨 부위 뒤쪽 아래에 위치

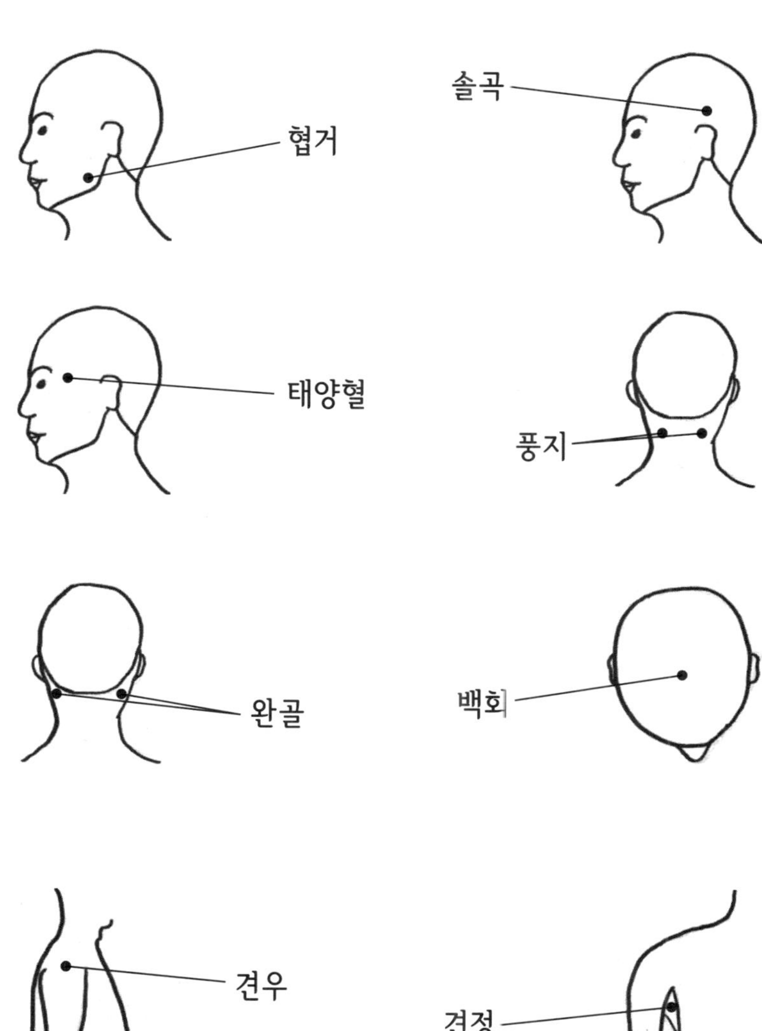

협거
솔곡
태양혈
풍지
완골
백회
견우
견정

응급 상황으로 발전할 수 있는
어지럼증

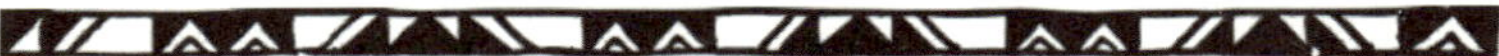

어지럼증은 빠른 진단 후 즉각적인 처치가 중요하다. 위, 혈당 부족, 정신과적 문제 등 원인이 다양한데 뇌의 문제로 비롯된 것은 급성 뇌졸중 등의 응급 상황으로 발전할 수 있기 때문이다.

어지럼증은 시각을 통한 과도한 자극으로 공간 감각을 평소와 같이 인지할 수 없어서 발생하며 평형감각 기능에 이상이 있어서 과도한 자극이 발생하거나 통합 중추인 신경계의 기능이 적절하지 못할 때, 또는 불안증으로 공감각에 대한 불안정한 처리로 발생할 수 있다.

어지럼증만 있느냐 아니면 두통과 어지럼증이 같이 있느냐 하는 것을 기능적인 평가를 통해 잘 판단하는 것이 중요하다. 그런데 어지럼증으로 한의원에 오는 환자들은 양방 병원에서 이미 여러 가지 검사를 받고 이상이 없다는 결과를 듣고 오는 경우가 많다.

하지만 일직선으로 선을 그려놓고 환자한테 걸어보라고 했을 때 똑바로 걷지 못하면 그 환자는 약 보름 정도 이후에 쓰러진다. 그런 환자는 타 진료과목 질환이 심각할 것이므로 바로 양방 종합병원에 가야 한다.

그런 부분을 제외하고 심리적인 이유로 인한 어지럼증을 호소하는 환자는 한의학적으로 볼 때 담음(신체 어딘가에 불필요한 물이 있는)으로 보고 치료를 한다.

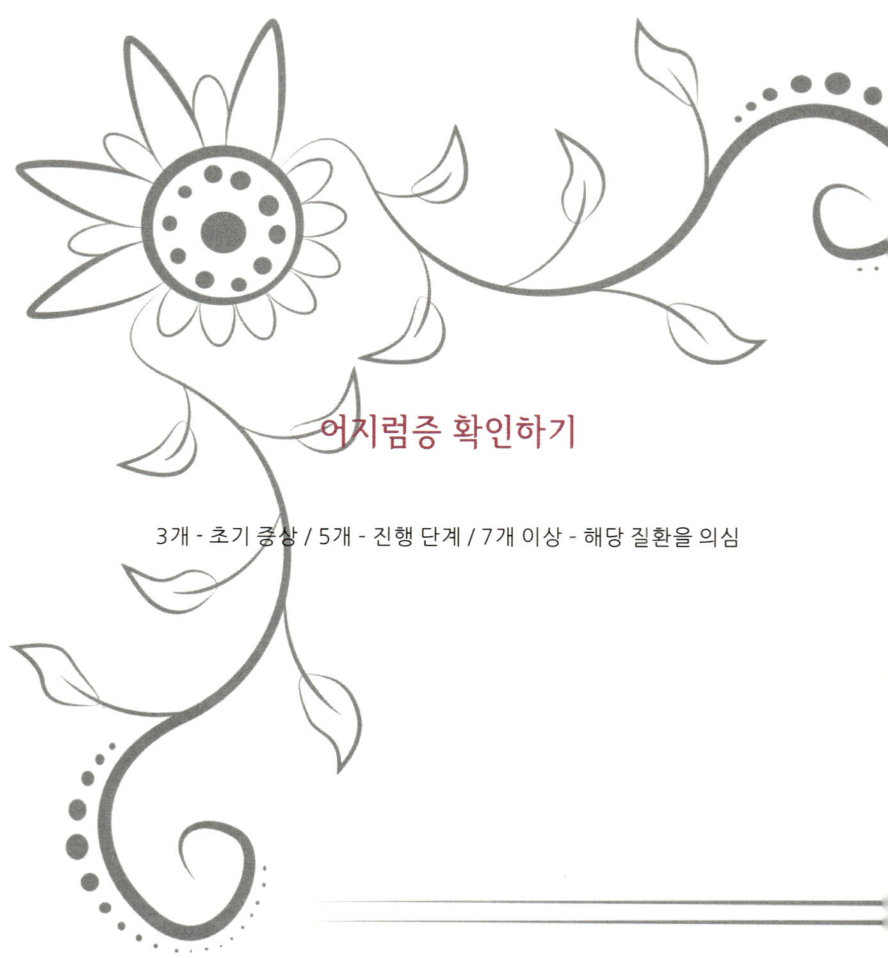

어지럼증 확인하기

3개 - 초기 증상 / 5개 - 진행 단계 / 7개 이상 - 해당 질환을 의심

(1) 주위가 팽이 돌 듯이 빙빙 돈다. ☐

(2) 걸음걸이가 비틀거리는 경우가 많다. ☐

(3) 눈앞이 캄캄해지면서 쓰러질 것 같이 아찔해진다. ☐

(4) 막연히 휑하고 어질어질해진다. ☐

(5) 어지럽고 메스꺼우면서 구토를 많이 한다. ☐

(6) 귀에서 이명이 느껴진다. ☐

(7) 멍해지며 얼굴이 창백해지고 식은땀이 난다. ☐

중증 장애

누구에게나 닥칠 수 있는 뇌전증
<뇌전증 확인하기>
한방 뇌전증 치료가 좋은 이유
뇌전증 기억하기

누구에게나 닥칠 수 있는
뇌전증

　뇌전증(간질)은 뇌에 실제로 '구조적인 문제'가 있는 경우도 있고 구조적인 문제가 없는 경우도 있다. 뇌전증 발작은 여러 가지 원인에 의해 발생하는데 증상이 지속해서 재발하는 상태이고 그 원인이 다양하다.

　특히 최근 기술의 발달로 과거에는 관찰할 수 없었던 뇌의 미세한 병리적 변화들이 발견됨으로써 뇌전증의 원인에 대한 규명이 점점 확대되고 있다. 역학 연구에서는 환자의 삼 분의 일 이상이 뇌에 생긴 병리적 변화나 뇌 손상의 과거 병력이 있는 것으로 보고되어 있고, 중요한 원인으로는 뇌졸중, 선천 기형, 두부 외상, 뇌염, 뇌종양, 퇴행성 뇌병증, 유전, 미숙아, 분만 전, 후의 손상 등을 들 수 있다.

　뇌의 구조적 이상이라는 것은 종양, 기형, 발달 장애 등이 있는 경우이고 정상적으로 잘 생활하다가 중도에 증상이 발생하는 경우가 있다. 그러니까 누구라도 증상이 발성해 갑자기 쓰러질 수 있다는 건데 이때 뇌파검사를 했을 때 이상이 없으면 뇌전증이 아니고 만약 두 번째 쓰러졌는데 그대 뇌파검사에서 이상이 발견되었다면 뇌전증이다.

물론 전두엽에서 뇌파가 발견되었느냐 아니면 측두엽에서 뇌파가 발생하였느냐와 그 강도에 따라서 진간은 달라지겠지만 쓰러지는 증상 자체가(횟수) 줄게 되면 뇌파도 줄게 된다.

중요한 건 한 번 쓰러졌는데 이상 뇌파가 발견되지 않았을 때 바로 한방 치료를 시작하는 것이다. 그런데 보통 한 번 쓰러지면 즉시 양방 병원으로 가고 보호자는 매우 놀라 뇌파 검사를 해보는데 만약 이상 소견이 없다고 했을 때 양방에서도 별다른 방법이 없다.

이상 소견이 없으므로 항생제를 처방해주지 않는다. 뇌전증에 쓰이는 항경련제는 성분이 매우 강해서 먹을 경우 인지 기능이 떨어지게 되는데 약이 강한 이유는 일단 환자의 흥분을 가라앉히는 게 급선무이고 한 번 쓰러졌기 때문에 또 어디에서, 언제 쓰러질지 알 수 없으므로 예방해야 해서 강할 수밖에 없다.

양방에서는 뇌파검사에서 이상 소견이 발견되지 않아 항경련제를 처방하지 않았지만 어쨌든 문제가 있으므로 쓰러진 것이다. 만약 그때 한방치료를 적절하게 받으면 환자는 이후에 쓰러지지 않게 되는데 사람들은 한 번 쓰러졌을 때 양방에서 이상이 없다고 하면 그냥 지나치고 생활한다.

그러다가 환자가 두 번째 쓰러지고 항경련제를 처방받아 먹은 뒤 나중에 한의원에 오는 경우가 많다. 그런데 이것이 성인일 경우 뇌가 이미 성숙했기 때문에 답답해도 어쩔 수 없는데 어린 나이일 경우에는 문제가 달라진다. 아이는 뇌가 성장하는 상태인데 항경련제를 먹게 되면 발달이 억제된다.

한의학적으로 볼 때 미성숙한 몸이 있으므로 미성숙한 뇌가 있는데 이 미성숙한 뇌에서 충돌이 잘 일어난다. 그러니까 몸이 건강해지면 뇌도 건강해지는데 이런 관점에서 볼 때 발달 장애아 가운데 틱 장애와 함께 뇌전증을 앓는 경우가 꽤 있다.

만약 항경련제를 꼭 복용해야 하는 아이라면,

필자가 앞에서도 강조했지만, 양방 처방 약을 먹는 경우에도 한약을 먹을 수 있다. 인지 기능을 떨어뜨릴 수 있도록 약성이 강한 것이 항경련제라고 해도 갑자기 일어날 수 있는 사고를 예방하기 위해서는 꼭 필요할 수 있다.

　만약 20대 초반의 청년이 하루에 세 번씩 쓰러진다고 했을 때 쓰러지는 것 자체보다 쓰러져서 교통사고가 난다든지 하는 사고와 호흡곤란으로 인한 사고가 더욱 위험하니까 말이다. 이런 환자도 항경련제를 먹으면서 한약치료를 적절하게 병행하면 좋은데, 일단 환자한테 뇌전증이 발생한 원인이 있을 것이다.

　예를 들면 무리하게 밤을 새워 공부하다가 체력이 너무 소모되었다든지, 군대에서 어떤 극심한 충격을 받았다든지, 과식해서 급체를 했다든지 하는 등의 최초 원인을 심리 상담을 통해 알아내어 심리 치료 + 한약치료 + 그 밖의 필요한 치료를 항경련제 복용과 병행하면 된다.

　뇌전증은 가족력이 없는데도 발생할 수 있는 비율이 약 100명 중 1명, 가족력이 있는 경우에는 약 100명 중 3명 정도이니 뇌전증이 누구에게나 닥칠 수 있는 비율이 높다.

■ 전쟁이 일어나고 있는 현장으로 갑자기 가게 되었을 때
■ 극심한 육체적, 정신적 피로 상황이 되었을 때

등 급격한 환경 변화가 있거나 환자의 신체적, 정신적 상황이 변화가 심할 때 등에도 뇌전증이 생길 수 있다. 물론 공황 장애 발작과 뇌전증 발작이 혼동되는 경우도 있는데 이런 경우에는 뇌파 검사를 통해, 상담을 통해 판단해야 한다.

"뇌전증은 평생 치료가 불가능한가요?"

이런 궁금증이 들 것이다. 결론부터 얘기하면 뇌전증은 완치될 수도 그렇지 않을 수도 있다. 암도 5년까지 재발하지 않을 때 완치라는 개념을 두듯이 뇌전증도 완치라는 단어를 쓰려면,

■ 양방에서는 항경련제를 먹고 2년간 재발하지 않으면 완치로 본다. 그러나 이 경우에도 다시 쓰러지는 비율이 60% 정도 된다.
■ 한방에서는 한약치료를 하면서 1년간 재발하지 않을 경우 완치로 본다.

신경의 과흥분을 유발하는 원인을 치료하는 것이 뇌전증의 근본적인 치료가 될 수 있는데 신경에 영향을 주는 골격의 미세한 조절을 통해 가장 안정된 위치로 회복시키고 심신의 안정을 위해 한약, 침 치료, 뜸 치료 등을 진행한다.

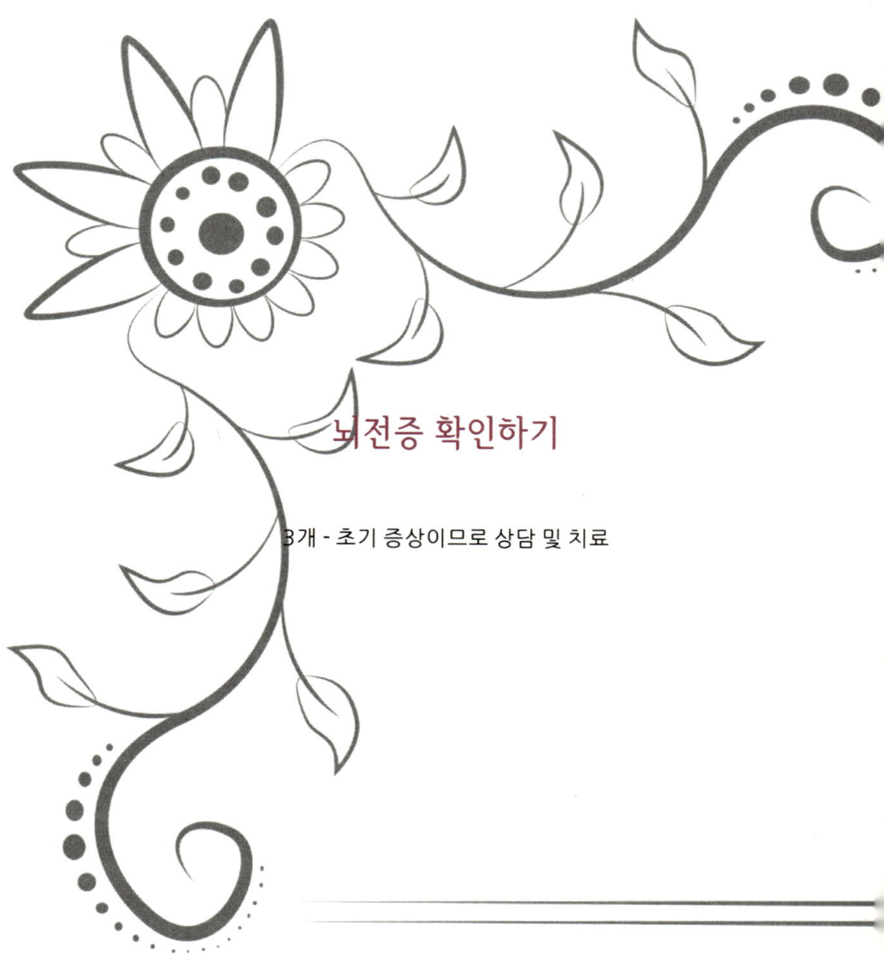

뇌전증 확인하기

3개 - 초기 증상이므로 상담 및 치료

(1) 한쪽 손이나 팔을 까딱까딱하거나 입꼬리가 당긴다. ☐

(2) 한쪽의 얼굴, 팔, 다리 등에 이상 감각이 나타난다. ☐

(3) 가슴이 두근거리고 모공이 곤두서면서 땀이 난다. ☐

(4) 이전의 기억이 떠오르거나 낯선 물건과 장소가
　　친숙하게 느껴진다. ☐

(5) 초점 없는 눈으로 멍하니 한 곳을 쳐다본다. ☐

(6) 팔다리가 규칙적으로 떨리는 간대성 운동이 나타난다. ☐

한방 뇌전증 치료가 좋은 이유

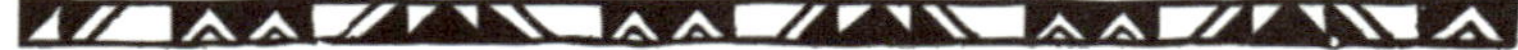

뇌전증(간질) 환자 치료 과정은 이렇다. 만약 2번 쓰러진 환자가 내원했는데 항경련제를 먹는 것에 관해 고민할 때 필자는 일단 먹지 말고 한약치료를 하라고 한다.

왜냐하면, 쓰러지는 빈도가 아직은 적고 항경련제로 인한 부작용도 있으니 한약치료를 먼저 하자고 하는 것인데 만약 환자가 '다시 쓰러질지 모르는 불안감'이 너무 큰 경우에는 환자와 더욱 신중하게 의논해서 치료 방법을 결정한다.

쓰러진 이유에 대해 처음으로 돌아가서 심리 상담을 하여 원인을 찾고 한약치료를 하면서 침 치료도 병행하자고 하는 등 현재 환자의 상태에 맞는 치료방법을 결정하게 된다.

■ 아이(환자)가 어려 어머니가 계속 관찰하고 보호할 수 있는 경

어린이 뇌전증 환자의 한방치료가 왜 좋은지 얘기하고 싶다.

(1) 양방의 항경련제는 너무 강해 어쩔 수 없이 아이의 인지 기능
이 떨어지는데 한방치료는 성장하그 있는 아이의 발달을 손상하
지 않으면서 치료할 수 있기 때문이다. 참고로 항경련제는 뇌전
증에만 쓰이는 것이 아니라 조울증 등에도 쓰인다.
(2) 돌아올 수 있는 손상인지 돌아올 수 없는 손상인지 정확하게
판단해야 하겠지만, 아이들은 한으치료를 하게 되면 발달도 잘
진행되고 인지 기능도 손상이 되지 않고 양방 약으로 인해 멍해
진 눈빛에 명료한 힘이 생길 정도로 기력이 회복된다.

어린이뿐 아니라 뇌전증 성인 환자의 경우에도 인지 기능을 손
상하지 않는 데에 한약치료는 정말 적절하다. 양방 정신과 약물
은 신경 전달 물질을 과도하게 차단하거나 아니면 활성화 시키는
데 처방해주는 의사나 그걸 먹는 환자가 용량을 적절하게 조절할
수 있을지 솔직히 의문이 들 때가 많다.
환자의 상태는 항상 그때마다 약물의 용량을 다르게 하기도 어

렵고 만약 신경 써서 다르게 한다 해도 환자의 상태를 세밀하게 파악할 수 없으니 말이다. 거기에 신경 전달 물질에 관여하는 약물이 해당 질환 치료 이외에 다른(정상적인 부분) 부분까지도 관여할 텐데 치료를 하기 위해 다른 부분 이곳저곳을 손상하지 않을까하는 의문 말이다.

또한 단순하게 도파민, 세르토닌 등의 문제만이 아니라 환자에게 다른 이상이 있어 증상이 있을 수 있는데 그것까지 찾아내서 치료할 수 있겠느냐는 의문까지 든다.

양방 의사들이 이런 얘기를 들으면 "바로 그 질병을 치료하기 위해 먹는 것이 바로 양방 약!"이라며 불쾌해할 수 있지만, 사람에게 있어 인지 기능은 정말 중요하다.

특히 어린아이들의 인지 기능은 성인의 그것과는 비교할 수 없을 정도로 중요한데 '딱 바로 그것!'만 치료하기 위해 인지 기능까지 떨어뜨리고 성장 발달을 억제하여 부작용을 초래하는 것이 과연 맞는 건지 필자는 진지하게 묻고 싶다.

어린이 뇌전증 환자 치료 과정은 이렇다.

(1) 한약치료 처방(만약 양방 약물을 먹고 있다면 일단 병행)
　→ 양방 약물을 점차 줄여간다 → 이후 양방 약물을 끊음

(2) 주 2~3회 기본적인 침 치료(자주 내원할수록 좋으나 가장 먼저 아이의 상태가 중요하다).

　→ 조금 큰 아이는 부항 치료도 병행

(3) 나중에는 한약치료만 하는 상태에서 1년 관찰

안타까운 것은 3개월, 6개월, 1년 일정으로 치료하는데 어떤 어머니의 경우 한 3개월, 6개월 치료했는데 "이제 괜찮아진 것 같다."라고 판단해서 치료를 중지하는 경우가 있어 참 안타깝다.

한방치료가 비싸다고 부담스러워하는 보호자가 사실 있다. 하지만 환자의 몸을 상하면서 계속 복용하고 치료하는 양방 의원 진료비보다 이렇게 환자의 몸을 건강하게 하면서 1년 치료하는 것이 치료비용에서 훨씬 저렴하다는 걸 알리고 싶다.

그리고 한의원 진료에서는 정신과 기록이('F' 코드) 남지 않기 때문에 정신과 진료기록이 남을 걸 염려하는 환자와 보호자가 부담 없이 진료할 수 있다.

뇌전증 기억하기

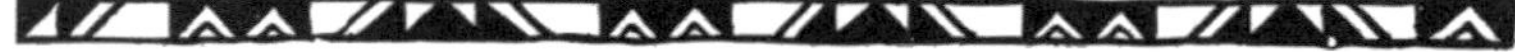

　단순하게 뇌파의 문제나 뇌의 구조적인 문제로 보기 어려운데 실제 간질 환자 중 70% 이상이 뇌파에 문제가 없는 경우이다. 장기간의 항경련제 사용은 뇌 기능을 저하하는데 이것은 원인을 잡아 근본적으로 치료하는 것이 아니라, 뇌 흥분을 일시적으로 막아주는 대증치료(진통제와 비슷한 개념)이기 때문이다.

　소아의 경우 발달과 언어 장애를 초래할 수 있고 성인의 경우 인지 저하, 사회 활동 저하, 학습 저하를 가져올 수 있다. 간질의 실제 원인은 오장의 불균형이 뇌 항진의 원인이 되는 것에 있는데 오장의 균형을 찾을 때 간질의 뿌리를 뽑는 것이 가능하다.

소아

기본적으로 심장 기능이 약하며, 성인보다 심장 박동 수가 빠르고 흥분을 잘한다(양기 과다-불안정성이 크다).

면역력이 저하 되면,

호흡기 질환 → 예) 잦은 감기,

소화기 질환 → 예) 소화 불량(항생제 등으로 인한 장내 세균 층의 망가짐도 포함)

심장의 기능 저하 → 예) 수면의 질 저하(야제 야경증), 수면 부족

※ 야제, 야경증 : 소아에 주로 발성하며 자다가 갑자기 깨어 비명으로 시작되는 공황상태를 보이는 질환

원기부족 → 예) 허약하게 타고나서 기력이 없는 경우, 발달 장애

간질은 인체가 살기 위해 두꺼비 집을 내리는 것과 같은 탈력 상태로써 기본적으로 한약을 통해 심장 기능을 도와주며 이후 보조적으로 부족한 부분을 보강(예 : 호흡기. 소화기, 심장, 선천 지기가 약함을 한약을 통해 보강)해주는 것이 한방 치료다.

소아, 청소년기에는 괜찮다가 성인기에 발병한 경우 섭생의 잘못, 과도한 스트레스, 피로, 소화불량으로 인한 심장의 과부하가 있을 때 인체 중심부에서 말초까지 에너지 전달이 힘든 상태에 도달하게 되고 경련을 하게 된다. 초기에 원인을 잡아 준다면 치료 효과는 기대 이상이다.

(한방 신경 정신과학 교과서 발췌)

8체질

포도당 주사와 8체질
목양체질 환자 다시 살아나다
서울대학교박사의 고백
금양체질 노신사, 포도당 주사의 기적
만성 간염 금양체질 환자

비타민과 8체질
토양체질에 해로운 비타민 B군
금음체질에 해로운 비타민 E

목욕과 8체질
목양체질은 온욕하라!

호흡과 8체질

※ 8체질 본문 내용은 8체질 창시자인 권도원 박사님의 글을 인용했음을 알려 드립니다.

이야기

8체질이란 무엇인가?
체질에 맞는 음식
체질식 분류 원리
일반 상식의 위험성
올바른 식사법
체질과 전통 음식
체질에 맞는 섭생법

[金]금니, 금침과 8체질
여학생과 금니, 그리고 광대뼈
입 마름을 호소한 금양체질 여성 환자, 금니를 제거하다!
탁구 국가대표, 금니 제거 후 건강 회복하다!
목양체질 류머티스성 환자, 금주사 맞고 호전되다

8체질이란 무엇인가?

"음, 음", '컥, 컥"하는 소리를 내는 목음체질 음성 틱 장애 환자였다. 목음인은 생선회를 먹으면 좋지 않은데 이 환자는 비염도 있으면서 술도 자주 마셨는데 꼭 생선회와 술을 함께 먹는다고 했다.

그렇게 하는 이유는 생선회와 술을 함께 먹는다는 것은 사회에서 뭔가 '선택받은 계층'이 된 것 같은 느낌이 들어 맛이 있고 없고를 떠나 '과시하고 싶어' 습관처럼 한다는 것이다. 체질에 맞지 않는 생선회를 그것도 술과 함께 먹는 환자에게 필자는 일단 생선회를 끊어보라고 권했고 다행히 의견을 잘 따라줬는데 생선회를 끊으니 환자는 비염 때문에 콧속이 가려운 증상이 신기하게도 먼저 사라졌다.

거기에 음성 틱 장애 증상도 치료가 되었는데 틱 장애는 불안과 깊은 관련이 있지만 상기도 건조증(기도에서 기관지, 후두, 인두, 비강이 있는 부위)과도 관련이 있다.

사람이 불안하게 되면 "열이 뜬다."라고 한의학에서 얘기하는데 이때 심장이 두근거리고 눈도 건조해지고 입도 마르게 된다. 환자의 체질에 맞지 않는 생선회를 끊었기 때문에 틱 장애가 치료되면서 비염이 치료된 것인지 아니면 생선회를 끊으니 상기도 건조증이 완화되어 틱 장애가 치료된 것인지 어떤 게 먼저인지 나중인지 확실치는 않지만 내 체질에 맞는 음식과 맞지 않는 음식을 지혜롭게 판단하여 먹는 것도 질병 치료의 중요한 부분이다.

사람들은 취미도 식성도 가지가지다. 그래서 어떤 사람은 냉수욕과 냉수마찰이 좋아 평생 그것을 즐기며 큰 효과를 보는가 하면 반대로 온수욕이 좋아 온천과 사우나탕을 즐기는 사람도 있다.

비교적 육식보다 채식으로 살아오던 동양인은 육식을 주식으로 하는 서양인에 비해 체구가 왜소하니 동양인도 육식을 해야 한다는 주장이 있었다. 그런가 하면 채식이 병에 안 걸리게 하고 병 고치는 데도 유리하다고 권장하기도 한다.

비타민도 처음 나왔을 때는 Vitamin이 뜻하는 대로 생명의 유기 물질이라고 하여 얼마든지 취해도 좋기만 하다고 생각했었다. 그런데 나중에 보니 과잉증이 있는 사람도 있어 소량만 취해도 좋지 않은 것을 발견하게 된 것이다.

요즘 부쩍 유행하는 복식호흡(단전호흡)도 고대로부터 전해 오는 방법은 숨을 아랫배에 담아 오래 참고 있다가 내뱉는 것을 짧게 하라는 것이다. 그러나 사실은 그 반대로 내뱉은 것을 길게 하고 들이마시는 것을 짧게 해야 하는 사람도 있다. 이 밖에 포도당 문제, 항생제 문제, 아스피린 문제, 숲 문제같이 어떤 사람에게는 특효약이 되고 다른 어떤 사람에게는 독소로 변하는 것이 얼마든지 있다는 것이다.

그렇다면 그 이유는 밝혀질 수 없는 것일까? 사람이 누구나 똑같다고 보는 이론으로는 이유를 밝힐 수 없지만, 사람에게 여덟 가지 체질이 있다고 보는 8체질론은 그것을 가려낼 수도 있고 또 그 이유를 해명할 수 있다는 것이다.

다시 말해서 체질적인 장기 구조에 의해 이 체질에 유익한 것이 저 체질에는 해가 되고 저 체질에 유익한 것이 이 체질에는 독이 될 수도 있다.

8체질을 감별하는 유일한 방법은 두 손목에 있는 요골 동맥에서 집는 체질 맥진법으로 전통 맥진과 완전히 구별된다. 이것은 나면서부터 죽는 시간까지 변하지 않는 8개 맥상 중 하나를 찾아내는 방법이다.

9번째 장기 구조는 없지만 혹 9번째 체질 맥상이 있을까 하여 8맥상을 찾아낸 것보다 더 많은 시간을 들여 찾아보았으나 없었다. 인간 체질은 분명 여덟이며 인간 만사가 여덟 가지 유형으로 분류된다. 따라서 사람은 자기 체질을 알아야 하며 그것은 체질 맥진에 의한 것이 현재로써는 가장 완전하나 맥진은 일정한 훈련을 쌓지 않고는 누구나 할 수 없다.

따라서 여기 각 체질의 특징을 대략 적어 읽는 이로 하여금 자신의 체질을 짐작이라도 해볼 수 있게 하는 것이 좋겠다는 요청이 있어 그렇게 하기로 했다.

금양체질(Pulmotonia)

뒷머리 아랫부분이 윗부분보다 나왔다. 자기를 나타내는 것을 좋아하지 않으며 모방을 싫어하고 창의적인 것을 좋아한다. 육식을 하면 알레르기성 질환으로 변해 편할 날이 없다. 아토피성 피부질환은 이 체질이 육식을 많이 했을 때 생기는 특유 병이다.

금니가 이 체질에서는 독으로 변한다 인공 섬유를 입으면 유난히 전기가 일어난다. 모든 약이 효과가 없고 도리어 해가 된다. 왼쪽에 병이 많다.

금음체질(Colonotonia)

화를 잘 내고 크게 화를 내면 오른쪽이 무력해진다. 육식을 많이 하면 파킨슨병 같은 희귀병에 걸리고 대변이 항상 가늘고 불만스럽다. 모든 약이 효과가 없고 일광욕과 사우나탕도 좋지 않고 오히려 수영은 좋은 운동이 될 수 있다.

토양체질(Pancreotonia)

성질이 급한 것이 특징이다. 보는 것을 먼저 말로 토해버린 다음에 생각한다. 한 자리에 오래 있는 것을 싫어하고 움직여 활동하는 것을 좋아하며 일이 없으면 만든다. 주선력이 강하나 뒤처리가 흐리다. 소화력이 강한 식도락가이기도 하다.

시각이 발달했으며 화가가 많다. 독신주의자 대부분이 이 체질이다. 머리가 일찍 희어지는 사람이 많다. 혈압이 낮은 편이나 조금만 높아도 괴롭다. 왼쪽 병이 많고 백납은 거의 이체질의 독점 병이다. 일찍 자고 일찍 일어난다.

토음체질(Astrotonia)

몇십만 명 중의 한 명 있는 드문 체질로 만나기가 쉽지 않다. 페니실린 쇼크를 받는 체질이 이 체질로 생각된다. 비교적 잔병이 없고 병원에 가기를 싫어한다. 오른쪽이 약하다.

목양체질(Hepatonia)

풍채가 좋고 체구가 큰 사람이 많다. 눈사람처럼 어깨가 좁고 아래로 내려가면서 굵어져서 허리가 가장 크다. 건강한 사람은 항상 땀이 귀찮도록 많으며 몸이 괴로울 때 땀을 흘리면 몸이 가벼워진다. 혈압이 높아야 건강하고 의욕도 왕성하다.

평소 말이 적고 숨이 짧아 노래가 잘 안 되는 음치가 많다. 말을 많이 하는 때 가장 피곤하다. 왼쪽 발이 잘 삐고, 왼쪽으로 오는 병이 많다. 채소와 생선을 많이 먹거나 육식을 적게 하면 이유 없이 피곤하고 눈이 아프며 발이 답답하다. 육식과 더운 목욕을 즐기면 살이 희고 채식과 생선을 즐기고 냉수욕을 자주 하면 색이 어둡고 검어진다.

목음체질(Cholecystonia)

대변이 잦은 것이 특징이다. 그러나 그것이 건강과 크게 관계는 없다. 몸이 허약해지면 항상 배꼽 주위가 불편하고 몸이 냉하며 다리가 무겁고 잠을 잘 자지 못한다. 감정이 약하여 조금만 섭섭한 말을 들어도 자극을 심하게 받는다.

성질은 급한 편이며 독하지 못하다. 오른쪽이 약하다. 채식과 생선을 즐기면 아랫배가 편할 날이 없다.

수양체질(Renotonia)

변비가 특징이다. 보통은 2일에 한 번 통변하나 3일, 5일, 7일 만에 하는 사람도 있다. 그러나 크게 고통스럽지 않다. 건강하면 땀이 없고 약하면 땀이 난다. 봄부터 여름에 약하고 가을에서 겨울에 건강하다.

일사병으로 잘 넘어지는 아이가 이 체질이다. 어깨가 넓고 허리가 가늘며 엉덩이가 나와 몸매가 곱다. 성품이 세밀하고 조직적이며 의심이 많아 남의 말을 쉽게 믿지 않는다. 냉수마찰과 수영이 좋다. 운동신경이 발달하여 무슨 운동이든지 잘한다. 왼쪽에 고장이 많다.

수음체질 (Vesicotonia)

위무력과 위하수는 이 체질의 독점 병이다. 음식은 놀랄 정도로 적게 먹어야 건강하고 보통의 양으로 먹는 것은 과식이 된다. 무슨 병이든지 위의 불편이 소식을 알린다. 변이 항상 무르고 설사를 하면 힘이 빠진다. 모든 병이 오른쪽에서 시작된다. 보리와 돼지고기는 이 체질엔 독이다.

이처럼 각각 다른 장기의 영향력들은 각각 다른 개성, 다른 병리를 초래하며 거기에 따라 각각 다른 섭생과 치료법이 뒤따르게 되는 것이 8체질 의학의 특성이다. 세상에서 사는 동안 음식, 운동, 습관 등 무엇인가에 의해 강하게 타고난 장기가 지나치게 강해지거나 약하게 타고난 장기가 지나치게 약해져서 과, 불균형이 될 때 그 치료는 바로 과강한 장기를 억제하고 과약한 장기는 촉진하여 타고난 적, 불균형 상태로 돌려놓는 것이다.

그것은 장기 구조의 과불균형 때문에 감소하였거나 죽어버린 면역을 8체질 침법으로 복구시키는 원인 치료 또는 면역 치료법을 사용하는 것이다.

체질에 맞는 음식

우리가 일상생활에서 섭취하는 음식은 우리의 몸을 건강하게 할 수도 있고 해를 끼칠 수도 있다. 그러나 그러한 음식의 효과는 누구에게나 같은 것이 아니며 사람마다 다르다. 그러면 누구에는 좋고 누구에게는 좋지 않다는 분별을 어떻게 할 수 있을까?

어떤 음식을 먹었을 때 좋지 않은 사람은 그것이 입에 닿는 즉시 냄새가 나거나 입맛에 맞지 않아 토한다든지 아니면 입이 부르터 먹을 수 없게 된다면 안 먹을 수 있겠지만, 인간의 감각이 그렇게까지는 되어 있지는 않다.

그러므로 누구든지 먹어서 유익한 사람과 똑같이 먹게 되며 그렇게 먹고 있는 동안에 먹어서는 안 되는 사람에게 실제로 해가 온다 해도 그것이 그 음식 때문인지 잘 알 수 없으며 먹어서 유익한 사람도 그것 때문에 건강이 좋아지고 있다는 것을 모르고 지나간다.

이렇게 볼 때 인간의 질병은 분별없는 음식 때문에 오는 비율이 무엇보다 클 것을 생각할 수 있다.

그러나 야생동물이나 조류, 어류들은 잡아먹히거나 아니면 자연사할 뿐, 병사하지는 않는다. 가축의 병은 기르는 인간의 잘못이 원인이 되며 요즘 세상에서 어류 또는 조류가 떼죽음을 당하는 것도 인간의 잘못으로 그것들(동물들) 삶의 터전이 오염되었기 때문이다.

그러면 동물들이 병에 걸리지 않는 이유는 무엇인가?

그것들은(동물들) 나면서부터 먹어서 좋고 나쁜 것을 분별할 줄 안다는 것이다. 미각과 후각 또는 시각의 어느 것으로 그렇게 아는지 알 수 없으나 분별 기능이 있는 것은 분명하다.

꿀을 따 먹는 벌들과 나비, 새들이 있지만, 꿀에도 벌에 좋은 꿀, 나비와 새에 좋은 꿀이 있어 벌의 눈에는 벌에 맞는 꿀의 꽃 색깔만 보이고 나비와 새도 그것을 먹어서 좋은 꿀의 색깔만 보게 되어 있어 병에 걸리지도 않고 싸우지도 않는다.

그런데 인간은 어떠한가?

뱀이고 지렁이고 개구리고 무엇이든지 그것이 몸에 해롭고 유익함을 분별하는 감각도 없으면서 남이 좋다면 먹기를 즐긴다. 영약으로 불리는 인삼도 먹어서 유익한 사람이 있는가 하면 먹으면 결과가 좋지 않은 사람이 있는데도 아무 거부감 없이 먹는다는 것이 문제가 된다.

그렇다면 모든 동물에게 주어진 식물 분별 감각이 왜 인간에는 없는가? 그것은 바로 인간이 가지는 핑계치 못할 죄의 상처일 것이다. 아담이 죄를 범하는 그 시간 하나님을 아는 감각만 사라진 것이 아니고 선악을 분별하는 감각도, 먹을 것 못 먹을 것을 분별하는 감각도 완전히 사라지고 만 것이다.

체질 식 분류 원리

따라서 인간이 분별하는 감각이 사라진 지금은 체질에 따라 음식을 구별하는 것이 중요한데 8체질이 성립되는 원리는 타고 난 내장 기능의 강약 배열이 서로 다른 8가지 구조에서 시작된다.

인체에는 심장, 폐장, 간장, 췌장, 신장 등 5장과 위, 담낭, 소장, 대장, 방광 등 5부의 10개 내장이 있으며 그것들은 생기(生氣)를 발하여 장기간에 서로 주고받으므로 상호 촉진과 견제로 생명과

균형을 이뤄간다.

그러나 그 장기들의 강약 배열의 8구조는 육체적, 정신적으로 보이게 안 보이게 서로 다른 8개의 개성을 이루고 있다. 이것들은 목양, 목음, 토양, 토음, 금양, 금음, 수양, 스음체질 등 8체질이라고 한다. 이와 같은 8체질의 8개성들은 인류 사회 모든 문화와 풍토를 만들고 다양한 인류역사를 건설해왔다.

그것들은 어떻게 분류하는가?

예를 들어 설명하면 커피를 마시면 피곤이 풀리고 머리가 맑아지며 건강도 증진되는 사람이 있지만 피곤이 더하면서 잠은 도망가고 건강에도 이익이 없는 사람이 있다. 그 이유가 카페인 때문이라는 것까지는 알아 카페인을 제거한 커피를 마시므로 괜찮기도 하지만 왜 다른 사람에게 좋은 카페인기 자기에게는 반대가 되는지 아직 모른다.

카페인은 부교감신경을 억제하는 작용이 있으며, 8체질 중에는 항상 부교감 신경이 흥분 상태에 있는 체질(vagotonia)들이 있다. 피곤도 풀리며 장복하여도 유익할 뿐 해가 없다. 그러나 그 반대 상태에 있는 교감신경 긴장형(Sympathicotonia)의 내장 조직에는 커피가 부교감신경을 억제하므로 긴장 상태에 있는 교감신경이 더욱 흥분되고 장기간의 과, 불균형도 더 심화하여 정반대의 좋지 않은 결과를 초래한다.

　　목양체질, 목음체질, 토양체질, 토음체질은 속 열이 높은 부교감 신경긴장체질(Vagotonia)이고 수양체질, 수음체질, 금양체질, 금음체질은 겉열이 높은 교감신경 긴장체질(Sympathicotonia)이다.

　　이것이 커피가 어느 체질에 맞고 어느 체질에 안 맞는지를 가리는 원칙이다. 그렇다면 채식과 육식의 분류는 어떻게 되는가? 육식을 소화하는 데는 담즙과 분비가 필요하다. 따라서 육식을 많이 해야 하는 사람은 담즙의 생성기관인 간을 강하게 타고난 사람이다. 그러나 그 사람이 육식을 많이 섭취하는 것은 결과적으로 병을 만들 수도 있다.

　　그런데 인간의 장기 구조는 묘하게 되어 있어 간과 담낭(쓸개)이 강한 사람은 그것들과 대항 관계에 있는 폐와 대장의 두 장기가 바로 육식을 요구하는 장기라는 것이다.

　　동물들도 육식 동물은 대장이 짧다. 그 말은 곧 간이 강하다는 뜻이며 육식 동물이 된 이유임과 동시에 육식은 그것을 요구하는 약한 폐와 대장을 보강하여 준다는 뜻이기도 하다.

　이와 반대로 담즙을 생산하는 간이 약해 육식의 소화가 잘 안 되는 사람은 폐가 강하고 대장이 길어 육식 대신에 채식을 해야 한다. 그것은 채식이 그 약한 간과 담을 보강하는 영양소가 되기 때문이다.

　그래서 간이 강하고 폐가 약한 목양체질(Hepatonia)과 담이 강하고 대장이 약한 목음체질(Cholecystonia)은 육식을 해야 하고, 폐가 강하고 간이 약한 금양체질(Pulmotonia)과 대장이 강하고 담이 약한 금음체질(Colonotonia)은 채식을 해야 한다.

　그리고 같은 육식이라도 돼지고기는 비뇨기계 장기를 돕고 닭고기는 소화기계 장기를 돕는다. 그러므로 돼지고기는 비뇨기계 장기가 약한 토양체질(Pancreotonia)과 토음체질(Gastrotonia)에 좋고, 닭고기는 소화기계 장기가 약한 수양체질(Renotonia)과 수음체질(Vesicotnia)에 더 맞는다.

　마찬가지로 배추, 상추, 오이 등은 금양, 금음체질에 최상품이며 무, 당근 도라지, 마늘 등은 목양, 목음체질의 최고 식품이 된다. 그렇다면 보리는 어떠한 곡식이며 그것을 누가 먹어야 하고 누가 먹지 말아야 할 것인가?

　인간은 목양, 목음, 토양, 토음, 수양, 수음, 금양, 금음 등 여덟 가지 체질로 분류되며 그중 소화력이 약한 체질이 수음 체질이다. 보리는 디아스타아제가 풍부하므로 이 수음체질에 가장 좋은 식물이 될 것 같으나 사실은 수음체질에 가장 해로운 곡류가 보리이다. 수음체질은 이 보리를 먹는 동안 위가 무력해질 뿐만 아니라 냉각되어 하수가 되게 한다.

『약 15~16년 전 어느 날, 모 고등학교 교장이 장기간의 설사로 거의 죽어가는 아기 손자를 포에 싸서 안고 왔다. 온갖 치료를 다 해봤으나 낫지 않는다는 것이었다. 진찰한 결과 손자는 수음체질이었으므로 틀림없이 보리차 때문일 것으로 생각하고 물어보니 우유를 내내 보리차에 타서 먹였다는 것이다.

그래서 보리차를 완전히 끊고 맹물을 끓여 먹이도록 하고 다른 치료는 따로 하지 않고 보냈는데 그날 밤부터 손자의 설사가 멎었다고 다음날 교장이 와서 큰 소리로 얘기하는 것이다. 보리에는 녹말이 없어 당뇨병에 가장 좋은 곡류로 생각되지만, 그것도 수음체질의 경우에는 이익보다 해가 많다. 이럴 때 수음체질의 식물 분별 감각이 살아있어서 보리가 입에 닿기만 해도 혀가 쓰고 냄새가 싫어 자동으로 뱉어버리게 된다면 얼마나 좋겠는가…….』

보리는 그러면 어떤 체질의 식물인가?

8체질 중에는 보리가 보약과도 같은 효과를 내는 체질도 있다. 바로 토양체질이다, 소화력이 얼마나 강한지 식사 도중 숟가락을 통해 묻은 타액(침)으로 밥그릇에 있는 밥이 녹아 그릇 안에 빙빙 도는 체질이다.

그 강한 소화력이 위열로 변하여 가슴이 답답하고 두통이 생길 때 보리밥을 먹으면 속이 후련해진다. 8체질 중에 당뇨병 이완율이 가장 높은 체질도 이 토양체질로 이 체질의 당뇨병에 없어서는 안 될 음식도 보리 음식이다.

다시 말해 보리는 토양체질의 보약인 것이다. 그러나 이 체질도 감각으로는 보리 음식이 특별한 맛이 있거나 먹기가 좋은 것은 아니며 역시 상실된 분별 감각일 뿐이다. 디아스타아제라는 풍부한 소화 효소를 가진 보리가 소화력이 약한 수음체질에는 독이 되고 소화력이 넘쳐 소화효소 같은 것이 불필요한 토양체질에는 약이 되는 이유는 무엇인가?

한마디로 우리가 먹는 생물은 '분석이 가능한데 보이는 성분'과 '분석할 수 없으며 보이지 않는 성분'이 있다. 그 두 성분 중 어느 것이 생물인 인간에게 더 중요하냐에 대해 말할 것도 없이 후자인 '분석할 수 없으며 보이지 않는 성분'이라는 것이다.

인간을 비롯한 모든 생물의 가장 중요한 것은 보이지 않게 감춰져 있다. 보리의 보이지 않는 성분은 인간의 위열을 식히는 힘이다. 그 힘이 얼마나 강한지 열이 넘쳐 두통으로 변한 토양체질의 위열을 식혀 시원하게 하는가 하면 항상 위가 냉하여 조금만 과식을 해도 소화가 안 되는 수음체질의 위에 이 보리가 들어가면 위의 냉은 더욱 심화한다.

이 수음체질과 토양체질 말고 다른 6체질에 대한 보리의 효과는 큰 이익이라고 할 수는 없으나 좋은 편의 체질도 그중에는 있고 큰 해가 있는 것은 아니지만 좋지 않은 체질도 있다.

그러므로 음식을 분별하는 감각이 인간에게는 사라져 없다고 할 때 어떻게 해야 하는가에 대한 답은 자신의 체질을 확실하게 아는 것이 최선임을 알린다.

이유는 8체질의 유익한 음식과 해로운 음식이 이미 분류되어 있기 때문이다. 이와 같은 원리로 8체질 별로 먹어서 맞는 음식과 맞지 않는 음식을 분류했는데 중요한 것은 체질 음식 법은 체질 감별이 분명할 때에만 적용되어야 하고 분명하지 않을 때는 적용될 수 없는데 이때에는 오히려 일반 상식으로 되어 있는 균형식을 취하는 것이 좋다.

일반 상식의 위험성

요즘 자신의 체질도 정확하게 모르면서 매스컴을 통해 방송되는 음식 법을 믿고 따르는 위험한 일이 많은데 그런 의미에서 몇 가지 일화를 소개하고자 한다.

최근 중풍 중증으로 오른쪽이 마비된 환자가 내원했다. 체질 진찰결과 목양체질의 뇌경색이었고 체질에 맞는 치료법을 통해 치료가 잘 되어 다시 직장에 출근하게 되었다. 목양체질이므로 육식을 주식으로 해야 한다고 '치료 중에는 물론 치료를 마칠 무렵까지도' 분명히 일러 주었다.

그러나 환자는 필자의 당부를 따르지 않았는데 잊어버려서가 아니라 음식이 그렇게까지 중요하겠느냐고 가볍게 여겼던 것 같다. 양방병원에서 혈액 검사를 한 결과 콜레스테롤 수치가 400이라는 말에 깜짝 놀라 그때부터 육식을 끊고 1개월 동안 채식을 했다는 것이다.

그 후 다시 혈액 검사를 해보니 콜레스테롤 수치가 무려 1700으로 올라갔다는 것이다. 찾아와서는 놀란 표정으로 말하는 그에게 필자는 앞으로 1개월간 다시 육식을 해보라고 했고 이번에는 의견을 따라 그렇게 한 결과 콜레스테롤 수치가 다시 400으로 떨어졌다.

그에게 있어서 그런 경험은 육식이 앞으로 콜레스테롤 정상수치를 찾게 하는 데 도움을 줄 뿐 아니라 육식이 콜레스테롤을 올릴 뿐 내리게 할 수 없다는 일반적인 상식이 얼마나 위험한 것인지를 알게 하는 계기가 되었다.

또 한 분은 지방에 있는 종합병원 원장인데 자신의 체질을 알고 싶어 내원한 적이 있다. 진찰 결과 그분 역시 목양체질이었다. 목양체질의 음식에 대한 설명을 듣고 "주위의 권고도 있고 해서 1년 동안 채식을 했는데 피곤이 너무 심해 꼼짝하기가 싫어 웬일인가 했더니 그게 바로 채식 때문이었군요!"라고 하는 것이었다. 원장님이 채식에서 육식으로 바꾼 지 얼마 후에 다시 만나 들으니 옛날 건강을 완전히 회복했다고 기뻐했다.

언젠가 텔레비전에 나와서 채식을 강력히 주장한 모 의학 박사로 인해 채식 선풍이 일어났을 때의 일이다. 인천시 사업가들이 회의를 위해 상공회의소에 모였을 때 채식에 대한 논란이 일어났는데 거의 모든 사람이 채식에 대한 경험상 유익한 것보다는 해가 더 컸던 것으로 의견이 모였다.

필자에게 와서 만성 간염을 치료받았던 김 사장이라는 분도 거기 있었는데 내원했을 당시 간 경화 환자인 다른 한 사람과 동행했고 필자는 그때 김 사장에게는 육식을 하라고 했는데 그 간 경화 환자에게는 채식만 하라고 하여 치료를 잘 마쳤던 적이 있다.

그것을 그가 기억해내고는 "사람에 따라 채식과 육식을 해야 하는 구분이 있는 게 아닌가요?"라는 의견을 그 모임에서 말하게 됐고 그래서 "그렇다면 그 사람(필자)을 만나 이야기를 들어보자!"는 것으로 결론이 나서 김 사장이 대표로 한의원에 들렀었다. 회의 다음 날 인천 상공회의소에서 있는 강연 시작 전에 필자는 먼저 그분들의 체질을 감별했다. 그런데 그중 두 사람만 채식을 해야 할 사람이고 나머지 수십 명 전부가 육식을 해야 하는 체질임을 알고 채식 논란이 당연했음을 짐작 할 수 있었다.

물론 텔레비전에서 채식을 권장한 그분은 채식을 해야 하는 체질이었을 것이고 채식으로 놀랄 만한 효과를 얻었을 것도 짐작이 간다. 그러나 그것은 그분의 경우일 뿐 모든 사람에게 해당할 수는 없는 것이다.

마치 어떤 이에게는 인삼이 영약이 되나 맞지 않는 사람에게는 독약이 될 수 있다는 것과 같은 이치이다. 요즘 아토피성 피부염(Atopic dermatitis) 환자가 많이 찾아온다. 갑자기 육식의 세상이 된 우리나라에 나타난 병으로 금양체질에게 있는 난치병이다. 8체질론으로 이미 치료 방법도 개발되었지만, 육식만 완전히 끊어도 완치될 수 있는 금양체질의 특유 병이다. 체질을 모르는 사람들은 "채식만으로 어떻게 단백질과 지방을 섭취하느냐?"라든가 "육식으로 콜레스테롤과 지방을 어떻게 처리하며 육식을 계속하면 반드시 중병에 걸릴 것이다."라는 등의 생각을 하게 될 수도 있다.

그러나 풀만 먹는 코끼리나 황소의 단백질과 지방질은 어디서 오며 육식만 하는 사자와 호랑이의 단백질과 지방질은 다 어디로 가고 민첩하고 날쌔기가 비할 데 없는 것일까? 이렇듯 체질은 신비로우면서 현실적인 것이다.

올바른 식사법

음식을 가리는 것 못지않게 중요한 것이 한 가지 더 있다. 모든 식탁에는 예법이 따르게 마련인데 나라와 민족 간, 문화와 관습에 따라 식탁 예법은 각기 다르다. 대개는 예의나 위생적인 면에서 식탁 예법이 중요시되는데 한 가지 더 고려해야 할 것이 바로 체질에 따른 식탁 법이다.

우리 문화에서는 식탁 한가운데 찌개를 놓고 각자의 숟가락으로 떠먹는 것이 일반적이다. 찌개뿐 아니라 김치나 나물 등 반찬도 그런 식으로 먹으며 특히 술좌석에서 한 술잔으로 여러 사람이 돌려 마시는 경우도 많다.

이런 식의 식사법은 예의나 위생적인 면에서도 좋은 것이 아니며 절대 금해야 할 일이다. 인간의 혈액에 혈액형이 있는 것처럼 타액에도 각 체질의 특징이 포함되어 있다. 그러므로 그것들이 섞이기에 따라 좋을 수도 있고 나쁠 수도 있는데 좋을 경우에는 건강에 도움이 되지만 맞지 않을 때에는 병이 생기게 되는 것이다.

언젠가 미국에서 청년들이 이유를 알 수 없는 열병을 앓다가 어느 기간이 지나면 저절로 완치되었는데 알고 보니 남녀가 키스한 후에 그런 증세가 나타나더라는 것이다. 물론 다 그런 것은 아니고 좋은 경우도 있겠지만 서로 섞여서는 안 되는 체질의 타액이 섞이게 되면 알레르기가 생기거나 열이 나고 전신이 아프기도 하며 그것이 반복되면 여러 가지 병을 유발할 수 있다.

어머니가 본인이 먹는 숟가락으로 어린아이에게 음식을 떠먹이게 되면 아이가 열이 나고 코가 막히면서 피부가 헐고 이유를 모르는 병을 앓게 되는 경우가 있는데 이럴 경우 병원에 가 봐도 이유를 알 수 없다. 그렇다면 어떻게 해야 할까?

필자는 여기에서 어떤 체질과 어떤 체질의 타액이 섞이면 '좋다, 좋지 않다.'를 논하기보다는 우리의 식사법을 바꿔야 한다고 말하고 싶다.

첫째로 밥과 국만 아니라 모든 음식을 각자의 것을 구분하여 먹어야 하며, 둘째로 자기 몫의 음식은 되도록 남기지 않고 다 먹도록 하는 것이다. 이런 식사법에 맞는 상차림이 뷔페식 또는 일본식 상차림이다.

뷔페식의 경우 먹고 싶은 것을 자신이 먹을 양만큼 선택할 수 있는 것이 좋고 일본식은 선택은 아니지만, 처음부터 조금씩 음식을 담기 때문에 남을 확률이 낮아서 좋다. 일본식이라고 해서 그릇까지 전부 일본식으로 바꿀 것이 아니라 상차림만 모방하면 될 것이다. 이와 같은 올바른 식사법은 참 중요하지만 대부분 사람들은 잘 모르는 경우가 많다.

몇 년 전, 기관지 천식에 걸린 남자아이를 그 어머니가 데리고 왔다. 치료를 받고 좀 낫게 되자 누나와 동생을 함께 데리고 왔는데 코 알레르기, 피부염, 기침 등으로 병원에 다니고 있는 상태였다.

한 아이는 아버지의 체질을 닮았고 한 아이는 어머니 체질을 닮았다. 그런데 부모가 모두 인자하고 아이들에 대한 사랑이 많아서인지 아이들이 수시로 부모의 팔에 안기고 엄마 얼굴에 얼굴을 맞대곤 했다. 그런 모습을 관찰하다보니 부모가 아이들에 대해 넘쳐나는 사랑이 식사법에 문제를 가져올 수 있다는 생각이 들어 바른 상차림과 식사법을 알려주고 꼭 지키도록 당부했다.

그 후 1년 반쯤 지나 그 가족들이 모두 병원을 방문했는데 아이들의 모습이 눈에 띄게 달라져 있었다. 그 아버지가 "알려주신 식사법을 그대로 지켰더니 가족 모두가 이렇게 건강해졌습니다. 그 이유가 무엇입니까?"라고 물었다.

필자가 체질법에 따른 이유를 설명하자 "우리 내외는 아무렇게나 해도 건강한데 왜 아이들만 그렇지요?"라고 물었다 "그렇습니다. 두 분의 체질은 아무렇게나 하는 것이 더 건강해지는 방법입니다. 그러나 아버지를 닮은 한 아이는 어머니와 같은 그릇의 음식을 먹어서는 안 됩니다."라고 말하자 무척 놀라워했다.

 남편은 중풍에 걸려 부축을 받아 겨우 걷는 정도이고 부인은 천식으로 고생하는 '자식이 없는 노인들'이었다. 부인은 20년간 천식을, 남편은 6년째 중풍을 앓아 왔다고 했다.

체질을 검사한 후 "음식을 한 그릇에 드시지 않느냐?"라고 물으니 식구가 둘 뿐이고 또 몸도 불편하고 해서 하루에 밥을 한 번만 지어 한 그릇에 퍼 놓고 함께 먹다가 남으면 그대로 두었다가 다음 끼니에 국만 끓여서 또 함께 먹고 하는 식으로 해왔다는 것이다.

그래서 "오늘부터는 알려주는 대로 해보시겠어요?"고 물었더니 "그것이 병을 고치는 방법인데 또 어렵지 않으면 해 보겠습니다."라고 하기에 음식을 각자의 그릇에 따로 담아 식사하는 등의 식사법을 구체적으로 알려주었다.

2년 후 그 부인이 찾아와 "오래 앓던 천식이 나았습니다. 항상 고맙게 생각하고 있어요."라고 말했다.

그렇다면 어떤 방법이 체질을 고려한 식사법일까?
바로 음식은 되도록 남기지 않도록 하고 만일 먹고 남은 음식이 있으면 나중에 자기가 다시 먹는 것은 좋으나 다른 사람이 먹어서는 안 된다.

뷔페식은 자신이 먹을 음식의 양을 정할 수 있으므로 가장 좋은 방법이다. 꼭 뷔페식이 아니더라도 그런 식으로 고안된 방법이면 될 것이다. 따라서 대부분 한국 가정의 식사법은 체질적으로뿐 아니라 예의 면에서나 위생 면에서도 문제가 있으므로 고쳐나가는 것이 바람직하다.

한 나라의 음식 문화는 그 나라 국민의 체질 및 유전과 깊은 관계를 갖는다. 오늘날에는 자기 나라에서 생산되지 않는 음식도 수입을 통해 얼마든지 먹을 수 있게 되었다. 그러나 옛날에는 자기 나라에서 생산되는 것으로만 먹고 살아야 했기 때문에 오랜 시간이 흐르는 동안 점차 그 나라의 음식에 맞는 체질로 국민이 구성될 수도 있었을 것이다.

2개월 전 일본 자연 의학회 초청으로 동경에서 강연한 일이 있었는데 그때 일부 일본인들의 체질을 조사한 결과 육식을 많이 해서는 안 되는 체질이 뜻밖에 많은 것을 발견하게 되었다. 그 원인을 분석해 보니 도쿠가와 막부시대에 오랫동안 국민에게 고기를 못 먹게 한 결과 육식을 해야 하는 체질은 점차 사라지고 육식을 해서는 안 되는 체질만이 유전되어온 것을 알게 되었다.

그래서인지 육식을 금하는 일본 자연 의학회의 운동은 많은 호응을 얻고 있으며 일본이 장수국가가 된 것도 그런 이유에서인지 모르겠다. 만일 육식을 반대하는 운동이 우리나라에서 일어난다면 육식 체질이 많은 우리나라에서는 2년이 지나지 않아 반론에 부딪히게 될지도 모른다. 그러므로 전통음식을 즐기는 것이 바로 체질식이라고 말할 수 있다.

각국의 전통음식은 그 나라에서 생산되는 음식과 잘 맞는 체질이 오랜 세월동안 유전, 번성하면서 생겨난 것이다. 오늘날은 국가 간의 교류가 활발해짐에 따라 다른 나라와 다른 문화권에서 온 음식을 즐기는 때가 되었다. 그러나 우리의 전통 음식을 즐기는 것이 바로 체질식이고 건강을 지켜내는 가장 좋은 방법이라는 것을 강조하고 싶다.

체질에 맞는 섭생법

금양 체질

무슨 약을 쓰든지 효과보다 해가 더 많고 육식 후에 몸이 더 괴로워지는 것은 체질적으로 간 기능이 약하기 때문이므로 항상 채식을 주로 하고 허리를 펴고 서는 시간을 많이 갖는 것이 건강의 비결이다.

해로운 음식

모든 육류, 모든 기름, 커피, 차류, 인공조미료, 가공 음료수, 밀가루, 수수, 고추, 마늘, 고추, 설탕, 무, 율무, 당근, 도라지, 검정 포도, 밤, 사과, 수박, 은행, 달걀노른자, 녹용, 인삼, 모든 약물, 비타민 A, B, D, 영지버섯, 금니, 아트로핀 주사, 술과 담배

유익한음식

모든 조개 종류, 쌀, 메밀, 보리, 팥, 달걀흰자, 쑥, 오이, 배추, 양배추, 기타 푸른 채소, 고사리, 새우, 굴, 젓갈, 기타 대부분 생선, 코코아, 초콜릿, 바나나, 파인애플, 딸기, 포도당 주사, 심호흡 운동은 내뱉는 숨을 길게

금음체질

육식을 과하게 하거나 화내는 일이 잦으면 나아지기 어려운 근육무력증이 생길 우려가 있으니 주의하시고 만일 이런 병이 생기거든 바로 육식과 화내는 것과 악쓰는 것을 끊어야 한다. 일광욕과 지나치게 땀을 내는 것은 좋지 않다.

해로운 음식

모든 육식, 모든 기름, 인공조미료, 밀가루, 수수, 콩, 우유, 설탕, 커피, 율무, 수박, 밤, 잣, 은행, 도라지, 연근, 무, 당근, 마늘, 굴, 녹용, 장어, 금니, 비타민 A, D, E, 모든 약물, 양지 버섯, 술과 담배

유익한 음식

메밀, 쌀, 모든 조개 종류, 모든 생선, 모든 채소, 김, 젓갈, 포도, 앵두, 겨자, 복숭아, 후추, 코코아, 포도당 주사, 심호흡 운동은 내뱉는 숨을 길게

토양 체질

이 체질의 건강은 조급한 성품과 직결되니 항상 여유 있는 마음
으로 서둘지 않는 것이 가장 좋은 건강법이다. 저혈압은 당신의
건강한 상태이며 술과 냉수욕은 해가 많다.

해로운 음식

감자, 미역, 닭고기, 염소고기, 개고기, 노르고기, 후추, 겨자, 계
피, 카레, 파, 생강, 사과, 귤, 오렌지, 망고, 인삼, 벌꿀, 비타민
B군, 페니실린, 담배

유익한 음식

쌀, 보리, 밀가루, 콩, 팥, 배추, 무, 오이, 당근, 배, 쇠고기, 돼지
고기, 장어, 달걀, 생굴, 새우, 게, 마늘, 감, 참외, 수박, 딸기, 바
나나, 비타민 E, 구기자, 영지버섯

토음 체질

약의 부작용이 나기 쉬운 체질이므로 항상 주의를 필요로 하며
음식은 기름진 것보다는 신선하고 시원한 것이 좋고 술과 냉수욕
을 피해야 한다.

해로운 음식

감자, 미역, 닭고기, 염소고기, 개고기, 노루고기, 후추, 겨자, 계피, 카레, 파, 생강, 사과, 귤, 오렌지, 망고, 인삼, 벌꿀, 비타민 B군, 페니실린, 녹용, 담배

유익한 음식

쌀, 보리, 팥, 배추, 양배추, 오이, 쇠고기, 돼지고기, 게, 복요리, 생굴, 새우, 김, 배, 참외, 파인애플, 포도, 딸기, 바나나, 얼음, 초콜릿, 비타민 E

목양 체질

이 체질이 건강할 때는 귀찮도록 땀이 나고 쇠약할 때는 도리어 땀이 없으며 무슨 방법으로든지 땀을 흘리면 몸이 가벼워지는 것을 느끼는 것은 체질적으로 땀이 많이 나야 하기 때문이다. 항상 온수욕을 즐기는 것은 좋은 건강법이 될 것이고 말을 적게 하고 술을 끊어야 한다. 당신은 약간 고혈압인 편인 건강한 상태이다.

해로운 음식

술, 모든 조개 종류, 모든 푸른 채소, 새우, 게, 낙지, 오징어, 배추, 코코아, 초콜릿, 모과차, 포도당 주사, 수영, 메밀, 푸른 색깔의 벽지

유익한 음식

모든 육식, 쌀, 콩, 밀가루, 수수, 두부, 무, 당근, 도라지, 연근, 우유, 커피, 장어, 미꾸라지, 마늘, 배, 사과, 수박, 호두, 잣, 밤, 버섯, 설탕, 비타민 A, D, 알칼리성 음료수, 심호흡 운동은 들이마시기를 길게

목음 체질

이 체질이 하복부가 불편하다는 것은 바로 다리가 무겁고 허리가 아프며 통변이 고르지 못하고 정신이 우울하며 몸이 차 때로는 잠이 안 오는 원인이 되는 대장의 무력 때문. 그러므로 항상 아랫배에 복대를 하는 것이 당신의 건강법이고 냉수욕과 술은 해가 많다.

해로운 음식

술, 모든 조개 종류, 메밀, 고등어, 게, 새우, 오징어, 배추, 망고, 초콜릿, 인삼, 포도당 주사, 푸른 색깔의 벽지

유익한 음식

쌀, 콩, 밀가루, 수수, 두부, 모든 육식, 장어, 미꾸라지, 우유, 호박, 무, 도라지, 연근, 밤, 배, 잣, 호두, 은행, 수박, 율무, 버섯, 설탕, 마늘, 비타민 A, B, D, 녹용, 스쿠알렌(스콸렌), 심호흡 운동은 들이마시기를 길게

수양 체질

당신이 봄과 여름보다 가을과 겨울에 더 건강한 것은 체질적으로 땀을 많이 흘리면 안 되게 되어 있기 때문이다. 냉수욕이나 냉수마찰을 즐기는 것이 땀을 방지하는 유일한 건강법입니다.

해로운 음식

보리, 팥, 오이, 돼지고기, 달걀흰자, 생굴, 게, 새우, 감, 참외, 바나나, 맥주, 얼음, 비타민 E, 수은

유익한 음식

찹쌀, 현미, 감자, 옥수수, 눌은밥, 시금치, 무, 닭고기, 염소고기, 노루고기, 참기름, 상추, 무, 파, 생강, 마늘, 겨자, 후추, 계피, 카레, 토마토, 귤, 오렌지, 사과, 망고, 벌꿀, 인삼, 컴프리, 비타민 B군, 밝은 색깔

수음 체질

이 체질의 건강은 소화와 깊은 관계를 맺고 있다. 온도 상 그리고 질적으로 냉한 음식을 먹으면 냉한 위가 더욱 냉각되어 불안과 공상 속에 빠진다. 항상 더운 음식을 취하고 과식을 피하도록 해야 하며 땀을 많이 흘리지 않도록 해야 한다.

보리, 팥, 돼지고기, 달걀흰자, 생굴, 게, 새우, 감, 참외, 바나나, 맥주, 얼음, 비타민 E, 모든 냉한 음식, 딸기, 수은, 담배, 사우나탕

찹쌀, 현미, 감자, 옥수수, 눌은밥, 시금치, 무, 닭고기, 염소고기, 노루고기, 참기름, 파, 생강, 마늘, 겨자, 후추, 계피, 카레, 토마토, 사과, 귤, 망고, 벌꿀, 비타민 B군, 밝은 색깔, 산성인 음료수

[金]금니, 금침과 8체질

금은 귀금속 중의 귀금속으로 보화의 대명사요, 최고, 최상의 다른 표현이기도 하다. 건강상으로도 볼 때도 일례를 본다면 우리나라에서는 '보약을 먹는 대신 금니를 하라.'는 말도 있다.
아마 금니를 넣은 후에 건강도 좋아지는 것을 경험한 데서 나온 말일 것이다. 바로 이처럼 변하지 않고 녹슬지 않는 금이 몸에 닿았을 때 유익하고 해가 없다는 것을 많은 사람이 공감한다는 것일 수 있다.

그런데 '금은 좋다.'라는 '만고의 진리' 앞에서 "금에도 독이 있다."라든가 "금이 몸에 닿으면 병이 생긴다." 라고 말한다면 이해하기 어렵다는 의견이 많을 것이다. 그러나 금에도 분명히 독이 있다.

모든 사람에게는 아니라도 인간 8체질 중의 하나인 금양체질

(pulmotonia)에게는 금이 무서운 득이 된다는 사실을 8체질론이 발견하게 된 것이다. 그래서 1965년 이래(8체질론 국제발표의 해) 그 사실을 금양체질 환자에게만 이라도 알려주지 않을 수 없었으며 알려준 결과 원인을 알 수 없었던 질환들이 금니를 제거하므로 치유되는 현상이 나타났다.

여학생과 금니 그리고 광대뼈

『어머니가 여학생(자녀)을 데리고 왔는데 왼쪽 광대뼈가 오른쪽보다 두드러지게 나왔으나 분명히 부은 것은 아니고 광대의 색깔도 양쪽 모두 다름이 없었다. 그 어머니의 말로는 어느 날 갑자기 아무 통증도 없으면서 광대뼈가 보기에 달라지기 시작하더니 시간이 갈수록 점점 커지더라는 것이다.

그래서 몇 군데 병원에 데리고 다녔으나 가는 곳마다 원인을 알 수 없는 데다 병인지 아닌지도 알 수 없지만 두고 보는 수밖에 없다고 하므로 아무 대책 없이 있다가 더는 견딜 수 없어 데리고 왔다는 것이다.

필자가 그 학생의 체질 감별을 해보니 뜻밖에도 금양체질이 나왔는데 혹시 금니 때문에 그런 것이 아닌가 생각되어 학생의 치아를 살펴보니 윗니 세 개가 금니였다. 그 어머니 말로도 "시기를 생각해보니 어금니를 넣은 후부터 광대뼈가 나오기 시작한 것 같다."라는 것이다.

그래서 필자는 어머니에게 "치과에 가서 학생의 금니를 제거하고 오십시오."라고 했는데 해당 치과에서는 "무슨 그런 일이 있느냐!"며 언짢아하면서 어머니와 학생을 돌려보냈다고 했다. 고민하다가 필자는 친분이 있는 치과 의사를 찾아가서 '금니를 제거한 후 양쪽의 차후 피해'가 있을 때는 책임을 지기로 하고 금니를 제거해 달라고 했다.

금니를 제거한 후 학생을 한의원에 데리고 와서 간단한 해독치료만을 하여 보냈는데 이틀 후에 다시 내원했을 때는 그렇게 두드러지게 나왔던 광대뼈는 완전히 정상적인 원래의 모습으로 회복되었다.』

『두 번째는 7년 전 어느 날 동경에서 찾아온 일본인 부부 얘기다. 그 부인은 외견상으로는 건강하고 질병도 앓아본 적이 없다는데 얼마 전부터 이상하게 입이 마르기 시작한다는 것이다. 그뿐만 아니라 입안 전체와 인후, 그리고 기관지 상부까지 말라 견딜 수 없어서 동경에서 유명한 병원은 다 가봤는데 가는 병원마다 같이 하는 얘기는 "아무 이상을 발견할 수 없다."는 것이었다.

그러나 부인이 필자에게 호소하길 입 마름은 점점 신체 아래로 내려가고 있으며 결과적으로 죽을 수밖에 없다는 것이었다. 불안해하는 부인의 체질을 진단한 결과 금양체질로 판명되었는데 부인에게 치아에 관해 물어보니 윗니, 아랫니가 다 금니라고 했다. 금니를 해 넣었다는 얘기를 듣고 필자는 부부에게 금양체질과 금니에 대한 설명을 해주었다. 그러자 자신이 생각해봐도 금니와 입 마름의 시간 관계가 분명히 있음을 알았던지 그것들을 전부 제거하겠다며 동경으로 돌아갔다.

그러나 동경 어느 치과에서도 금니를 빼주지 않아 부인의 고향인 일본 북부 지방의 옛 친구에게 가서 금니를 뺐는데 모두도 아니고 약 삼 분의 이쯤 뺐을 때 입 마름이 다 나았다고 한국의 필자에게 일부러 알려 주러 왔었다.』

『세 번째는 서울 올림픽 때의 일이다. 우리나라 유명한 여자 탁구 선수였는데 올림픽 한 달 전에 찾아와서 "국가 대표 선수로 날마다 훈련을 해야 하는데 연습장에 서기만 하면 쓰러진다."는 것이다.

그 선수는 병원의 진찰 결과 간이 약해 쉬어야 한다고 해서 오랫동안 쉬면서 약을 썼으나 어지러운 것이 여전하여 훈련을 못하고 있었다. 올림픽까지 너무 시간이 없음을 걱정하면서 진찰해보니 그 역시 금양체질이었다.

혹시 금니가 없냐고 물으니 세 개가 금니라고 하면서 "그런데 그것을 넣은 후부터 어지럼증이 발생한 것 같다."며 무엇인가 느낌이 가는 것처럼 얘기했는데 원인이 그것인 것 같아 치과의사에게 금니를 빼 달라고 요청했는데 다행히도 의사는 요청을 들어줘서 금니를 제거했다고 한다.

선수는 금니를 뺀 그다음부터 훈련을 재개할 수 있었는데 마침내 금메달도 획득하게 되었다.』

이상의 사건들은 금이 분명히 금양체질한테는 독으로 작용함을 증명한다. 그러나 금에는 불치의 병인 류머티스성을 낫게 하는 치유력이 있다는 것도 알려져 있다. 그렇다면 금의 작용이 금양체질에는 독이 되고 다른 체질에는 치유력이 된다는 결론인데 그 이유는 무엇일까?

그것은 바로 분석 불가능한 금의 효능이 선천적으로 폐를 강하게 타고난 금양체질에게는 강한 폐를 더 강하게 하여 장기들의 불균형을 더욱 조장하는 반면 다른 어떤 체질(폐가 약한)에는 그(폐를 강하게 해주는 힘)이 장기들의 불균형을 평준화시키는 데 도움을 주어 류머티스성과 같은 병을 낫게 한다고 볼 수 있다.

선천적으로 폐를 가장 약하게 타고난 치질(목양체질)은 간이 가장 강한 체질이다. 이 체질의 경우 금양체질과는 다른 반응을 보이는데 그 실례를 하나 들어 보기로 하자.

목양체질 류머티스성 환자, 금 주사 맞고 호전되다

『어느 날 젊은 변호사 부인이 심한 류머티스로 인해 이 병원, 저 병원 찾아다니다가 필자를 찾아온 적이 있었다. 진찰 결과 목양체질이었는데 직접 치료하는 방법도 있지만, 그보다 어디든지 가서 금 주사를 찾아 맞도록 권고했다. 부인은 이후 다행히도 금 주사를 가지고 있는 의사를 발견하여 치료를 받았는데 반년쯤 지난 어느 날 찾아와서는 그토록 심했던 류머티스성이 금 주사를 맞아 나았다고 말했다.

그 부인 때문에 다른 몇 명의 목양체질 류머티스성 환자들도 그곳에 보내어 효과를 보았다. 그러나 그 의사는 금 주사를 쓰는 것이 위험한 것으로 여겨졌던지 금주사가 동이 나자 더는 구하지 않는다고 한다.

하지만 이상과 같은 사실에서 보더라도 목양체질에게 금은 '분명 귀한 금속'이다. 그러나 금양체질에게는 '분명히 독'이다. 8체질 중에는 목양체질, 토양체질에게 금이 좋고, 금양체질만큼 금의 독성이 심하지 않으나 그 대열에 속하는 체질로 금음체질, 토음체질, 수양체질이 있다.

포도당 주사와 8체질

중환자가 입으로 음식을 먹을 수 없을 때 혈관을 통해 영양을 취하는 가장 기본 영양소인 포도당 주사가 주독을 일으킬 수 있다고 말한다면 그것은 마치 '밥에 독이 있음을 말하는 것'과 같은 상식 밖의 말이라고 생각할 수 있다.

세상 어디에도, 또 누구에게서드 들을 수 없는 오직 8체질론만의 주장이라 공표할 수는 없었고 다만 해당 환자들에게만 경고해 왔으나 30년 만에 처음으로 여기에 그것을 쓰게 되어 조심스럽다.

『약 15~16년 전 미국 모 의과대학 교수 한 분이 뇌종양으로 수술을 받은 후에 언어와 왼쪽 수족이 부자유하게 되어 내게 와서 치료를 받고 있을 때 일이다. 하루는 조그만 종잇조각을 가지고 내게 왔다.

그분은 그 전날 환자를 치료하고 있는 내 뒤에 앉아 있다가 어느 환자에게 "포도당 주사를 맞으면 큰일이 난다."고 주의를 주는 내 말을 듣고 문득 생각이 나 숙소에 가서 가방을 뒤졌더니 마침 있어 가져왔다는 '어느 동료 교수가 몇 년 전에 돌렸다는 불러튼(bulletim : 보고서)' 이었다.

내용인즉슨 포도당에 독이 있는 것 같기도 하다는 의심을 알리는 내용이었다. 그 후 동료 교수와 소식이 끊어지고 말았다고 하는데 내게는 이것이, 마치 내가 외치는 메아리를 듣는 것 같은 흥분을 일으키게 했다. 물론 포도당 주사가 누구에게나 중독을 일으키는 것은 아니며 다만 인류 8분의 1에 해당하는 목양체질(Hepatonia)에서의 문제이다.

이 말은 바로 선천적으로 간을 가장 강하게 타고난 목양체질의 간 기능이 포도당 주사에 의해 더욱 강화된다는 것을 뜻하며 그것은 포도당이 간을 보강하는 영양소라는 뜻이 된다.

그러므로 혈액이 모든 세포에 공급하는 포도당은 간의 영향력이라고 고도 말할 수 있다. 따라서 목양체질의 전 세포들은 모든 장기 중에 영향력을 가장 많이 받고 형성된 세포들로 간의 영향력이 항상 과잉될 염려를 내포하고 있다.

그런데 목양체질에게 혈관주사를 통해 포도당을 받는 것은 중독이 될 수 있는데 포도당으로 바뀌는 밥은 아무리 많이 먹어도 중독이 되지 않는 이유는 무엇인가?

먹어서 섭취되는 포도당은 몸 안에서 혈액 중의 포도당이 위험선을 넘지 않도록 글리코겐으로 만들어 간에 저장하므로 미리 조절하는 생명의 신비가 있지만, 혈관에 바로 주사하는 포도당은 목양체질의 특성과 더불어 혈액 중 포도당의 위험선이 헤아림이 없이 주입하는 데서 문제가 되는 것이다.

목양체질 환자 다시 살아나

『약 10년 전 어느 날 저녁, 한 친구의 부친께서 갑자기 운명하셨다는 전화를 받고 놀라 뛰어갔으나 시신이 있는 방문은 이미 닫혀 있었고 들어가 볼 필요도 없는 상태였다. 그러나 왔으니 한 번 뵙기를 요청하여 들어가서 보니 시신은 흰 보로 덮여 있는데 이상하게도 아직 맥이 뛰고 있었다.

맥이 아직 뛰고 있다고 말하자 친구의 어머니께서 하시는 말씀이 살아나기를 바랄 수는 없다 해도 아직 죽지 않은 맥을 그대로 덮어 버릴 수는 없지 않으냐고 하셔서 침을 놓았다. 시신의 체질이 목양체질인 것은 이미 알고 있었는지라 결과를 생각할 수는 없었고 다만 기도하는 마음으로 해독치료를 했다,

치료를 마치자 장남 되시는 분께서 손수 다시 보를 덮고 어서

나오라고 해서 안방으로 들어가 사정이 이렇게 된 전후 사정 이
야기를 들으려고 하는데 밖에서 "아버지가 살아나셨다!"라고 하
는 큰 소리가 들려왔다.

뛰어나가 보니 시신은 어느새 일어나 앉아서 '동공 산대'(동
공이 확대되어 눈이 안 보이는 상태)로 앞이 보이지 않는지 이리
저리 고개를 두리번거리고 있었다.

맥을 짚어 보니 완전히 살아났다. "살아나셨습니다."라고 소
리치자 누군가가 "무슨 병입니까?"하고 물었다. "제가 보기에는
포도당 중독 같은데 이렇게 된 전후 사정을 알고 싶습니다."라고
했더니 다음과 같이 설명했다.

내외분이 함께 시골에 있는 옛집을 둘러보러 갔다가 돌아오는
길에 친구의 부친께서 감기 기운이 있는 것 같아 제자(본인도 의
사이므로)가 원장으로 있는 병원에 가서 주사나 한 대 맞고 가야
겠다고 들르셨다고 한다.

그런데 포도당 주사를 맞은 지 10분쯤 지나 눈을 감았고 9일
동안 그대로 눈을 뜨지 못하다가 오늘을 넘기기 어려우니 모셔가
라고 해서 집에서 운명하신 것이라고 했다. 그러나 그렇게 다시
사신 할아버지는 그다음 해에 금혼식도 맞으시고 건강하게 6년
을 더 사시다가 하늘나라로 가셨다.』

『12~13년 전 어느 날 당시 서울대학교 의과 대학교수였던 이명복 박사가 "언젠가 포도당 주사를 맞으면 죽는다고 누군가에서 말하는 것을 들은 것 같은데 그게 무슨 말이요?"라고 물은 적이 있다. "왜 그러십니까?"라고 했더니 "그런 일이 일어났습니다."라고 말하는 것이다.

"죽은 사람이 말이 많지 않은 사람입니까?"
"그렇지요. 과묵한 사람이지요."
"그렇다면 그럴 수도 있습니다."
"제가 곧 가겠습니다."

이 박사는 바로 오셨다. "언젠가 여기 앉아서 들으니 어느 환자에게 '이 상황에서 포도당 주사를 맞으면 죽는다.'고 경고하는 말을 듣고는 '왜 저런 무식한 말을 함부로 하는가?' 생각했는데 그런 일이 주변에서 일어났습니다."라고 이 박사는 사건의 정황을 설명하면서 내게 도대체 왜 그런 것인지 이유를 물었다.

나는 '자'를 비유해 설명했다. 이 박사가 쓰는 자가 미터이고 내가 쓰는 자는 피트일 때 이 박사의 자로 1자밖에 안 되는 것을 내가 3자라고 말한다면 이 박사가 웃겠지만 알고 보면 어리석었던 것 같이 학문도 패러다임이 달라지면 과거에 보이지 않던 것을 볼 수도 있지 않겠느냐고 말했다.

그 후 2년이 지나 송년회에서 모였을 때 이 박사는 "이제 저도 포도당 주사를 맞으면 해를 보는 체질을 분별하는 눈이 하나 더 생겼습니다."라고 하면서 "하지만 그런 사실이 종종 일어나는데 사람들에게 그렇다고 함부로 말했다가는 얼빠진 영감으로 취급당할 것이 뻔해 말하기가 참 어렵습니다."라고 했다.』

목양체질에서도 포도당은 필요 불가결한 기본 영양소다. 다만 혈관 주사에 의한 포도당의 공급이 혈중 과잉이 될 때 그렇지 않아도 간의 영향력을 강하게 받는 목양체질의 세포들이 포도당 중독에 걸릴 두려움이 있다는 것이다.

그러나 체질에 따라서는 포도당이 기본 영양소를 넘어서 보약이 되고 불치병을 치료하는 특효약이 될 수도 있다.

『5~6개월 전에 건강한 노신사가 왔는데 그는 지금 아무런 표시가 나지 않지만 3개월 전에 중풍으로 쓰러져 양방병원 중환자실에 실려 갔던 일을 말한 적이 있다.

그 당시 상태는 회생 가능성이 없을 정도의 중태여서 진찰도, 치료도 필요하지 않고 다만 포도당 주사를 맞게 하면서 시간이 지나길 기다리는 정도였는데 놀랍게도 어느 정도의 시간이 흐르자 저절로 깨어나기 시작했다고 한다.

중환자실에서 노신사에게 한 처치는 포도당 공급 이외에는 없었는데 병원에서는 그런 상황을 불가사의로 생각했고 교회 장로인 노신사도 하나님의 은총으로 생각한다고 말했다.

나는 그 말을 듣는 동안 그의 체질을 알아챘으며 진찰 결과도 생각했던 그대로 금양 체질이었다. 그래서 나는 설명했다.

"장로님에 대한 하나님의 은총은 회생 불가능의 상태로 병원에 가게 한 그것입니다. 어떤 약도 듣지 않던 금양체질이 그 심각한 상태 때문에 모든 치료를 포기하게 만들었고 반대로 다른 체질과 달리 영영소를 넘어서 그 체질에 유일한 치료제가 될 수 있는 포도당 주사만 맞게 하는 계기를 만들어 불가사의한 완치에 이르게 한 것입니다."

금양 체질의 세포들은 항상 간의 영향력이 결핍한 상태로 되어 있어 포도당의 혈관 주입은 그 결핍을 보완하므로 병을 낫게 하는 '불가사의가 아닌 합리적인 치료법'이 된 것이며 이것이 바로 금양체질에게는 포도당이 풍부하게 함유된 채식을 권하는 이유이기도 하다.

만성 간염 금양체질 환자

『최근에 또 한 명의 환자가 내원했는데 얼굴이 붉고 울퉁불퉁 부어있는 데다 팔과 다리, 그리고 등, 전신이 붉은 반점으로 덮여 있었다. 그의 말에 의하면 만성 간염으로 오랫동안 치료를 받았는데 병이 낫는 것이 아니고 활동성으로 점차 진행하면서 전신에 반점이 나타나고 간 수치는 60에서 3,000으로 뛰어올라 치료하는 의사도 이상하게 생각하고 치료 중단을 권고했다고 한다.

그러나 자신은 그것이 효과의 전조일 수도 있다는 생각으로 1년 4개월을 버텼는데 점차 더해가는 괴로움을 견딜 수가 없어 마침내 치료를 중단하고 말았다고 한다.

그 후 이런저런 다른 치료들을 해 보았으나 다 소용이 없어서 기운이나 차려보겠다는 생각으로 포도당 주사를 맞았는데 무엇보다 기분이 괜찮은 것 같아 총 아홉 병을 맞았는데 혈액 검사 결과 간 수치가 뜻밖에도 3,000에서 80으로 떨어졌더라는 것이다.

그의 체질은 역시 금양체질이었다. 포도당 효과에 놀란 환자 자신도 어디선가 체질에 관계된 문제라는 말을 듣고 물어서 찾아왔다고 말했다. 그 후 그는 금양체질에 대한 체질 치료를 받으면서 전신의 반점도 다 치료되었는데 아직 간염 검사는 못 해 봤으나 이전과는 확연하게 건강을 되찾았다고 한다.』

그렇다면 과연 포도당이 무엇이기에 무서운 독소가 되어 사람을 죽게도 하고 놀라운 치료제가 되어 죽을병을 고치기도 하는가?

포도당의 기본 영양소 과잉은 그것을 흡수하는 인간의 세포들을 일그러지게도 하고 복구되게 하기도 하면서 그 억제력과 보충력이 위대한 치료 효과로 발휘된다.

그래서 8체질론은 목양체질의 음식 표에 포도당 주사를 금하고 금양체질의 음식 표에는 유익한 것으로 명기하고 있다. 기본 영양소인 포도당 혈관 주입이 다른 체질들에 주는 관계로 이상의 두 체질과 같은 깊은 관계는 아니더라도 목음체질, 수음체질, 수양체질은 목양체질의 계열이고, 금음체질, 토양 체질, 토음체질은 금양체질의 계열이다.

비타민과 8체질

생명의 유기물질이라는 뜻을 가지는 비타민(Vitamin)이 처음 나왔을 때 사람들은 그것을 얼마든지 취해도 좋고 탈이 있을 수 없는 것으로 생각했다. 그런데 시간이 흐르면서 비타민 과잉증(過剩症)이 있다는 것을 알게 되었다.

그래서 사람들은 그렇게 좋은 비타민도 과하게 취하면 과잉증이 생기고 적당히 취하면 건강의 호전을 보이고, 적게 취하면 결핍증(缺乏症)이 생긴다고 생각하게 된 것이다. 그러나 사실인즉, 비타민은 종류에 따라 어떤 종류는 평생을 취해도 좋기만 한 '마치 결핍증 같은 현상'이 나타나는가 하면 반대로 조금만 취해도 좋지 않은 '과잉증과 같은 현상'이 나타나는 사람도 있다.

즉, 좋고 나쁨이 사람마다 다르게 나타나게 되는 것이다. 비타민은 인체 안에서 생합성되는 것이 아니고 밖에서 들어와 내장들의 생리 기능을 돕는 역할을 한다. 그런데 사람들의 장기는 비타민의 협조를 받아야 하는 '약하게 타고난 장기'도 있고 그런 협조가 불필요한 '강하게 타고난 장기'도 있다.

8체질이란 그 장기들의 강, 약, 배열을 선천적으로 달리하는 여덟 가지 장기 구조체(腸器構造體)들로 각 체질의 약한 장기는 그것들의 기능을 돕는 비타민을 평생 필요르 하고 있어 그것을 과용한다고 해서 과잉증이 생길 수 없다는 것이다.

다시 말해서 체질에 따라 취해야 하는 비타민과 취해서는 안 되는 비타민이 다르다는 말이다. 비타민 A는 어간유(漁肝油)에서 구할 수 있고 식물에는 없는 것으로 이것이 결핍될 때 야맹증(夜盲症)이 생기고 뼈의 성장에 이상이 오며 안구 건조증, 호흡기 점막 이상, 생식 기능 이상 등이 생긴다.

비타민D도 간유, 어패류, 어류, 난황(卵黃), 버터 등에 포함된 항 구루병요소로 부갑상샘과도 밀접한 관련이 있다. 이와 같은 비타민A와 D의 결핍증들은 다 폐 기능의 저하로 인한 병들(뼈 성장 지연, 호흡기 점막 이상, 구루병, 갑상샘 이상 등)과 폐의 길항장 기인 간 기능의 상승으로 오는 병들(야맹증, 안구 건조 등)을 가져오고 비타민A와 D는 결과적으로 그 결핍증 환자들에게 좋은 비타민인 셈이다.

그 이유는 선천적으로 폐 기능이 약하고 간 기능이 강한 목양체질과 목음체질에 맞는 비타민이기 때문이다. 따라서 이 체질들은 비타민A와 D를 아무리 많이, 또 오랫동안 취해도 좋기만 할 뿐 과잉증이 생길 수 없다.

그러나 폐와 대장이 강하고 간과 담이 약한 금양체질이나 금음체질은 대항 관계에 있는 약한 간과 담이 더욱 강력한 기능이 나타난다. 일반적으로 그것을 소위 '과잉증'이라고 말하지만, 그 체질들에는 많이는 고사하고 비타민A와 D가 조금만 들어가도 심한 거부 반응 일어나는 독물로 변할 수밖에 없게 된다.

비타민B의 결핍으로 오는 최초의 증후는 식욕부진이며 이어서 피로하기 쉽고 불안하며, 결핍이 더욱 심해지면 각기(脚氣)가 생기게 된다. 이는 췌장 기능이 약할 때 나타나는 수양 체질의 질환이다.

또 소화기와 관련되는 수양, 수음, 체질의 병중에는 비타민B 결핍증에서 오는 구각염(口角琰), 설염(舌炎), 안구 결막염, 유루(流漏), 시력 장애 등도 있다. 그러므로 비타민 B와 비타민 B군은 수양체질과 수음체질에는 평생을 투여해도 좋지만 췌장과 위를 강하게 타고난 토양체질, 토음체질에는 과잉증과 같은 거부현상이 나타나게 된다.

『오래전 친구 한사람이 내게 전화를 했는데 본인의 노모께서 갑자기 한쪽 팔에 힘이 없어져 병원에 입원했다고 한다. 혹시 중풍이 아닌지 염려가 된다고 해서 그 어머니께서 토양체질이라는 것을 잘 알고 있는 나는 주사약에 ㅈ아민(비타민B군)을 섞는 것을 주의해야 한다고 말했다.

다음 날 아침 그 친구는 지난밤 동안 어머니의 상태가 매우 심각하게 되었으니 좀 올 수 없겠느냐고 해서 가 보았더니 어머니는 완전히 인사불성이 되고 배는 만삭 임산부의 배 이상으로 부어 있었다. 사정을 들어보니 지난 밤 내내 치아민(비타민 B군) 주사를 놓았는데 그때까지는 깨어 있었다고 한다.

하룻밤 사이에 환자의 상태가 그렇게 심각하게 된 것은 토양체질에 대한 비타민 B군 반응 때문일 것으로 생각하고 돌아왔는데 병원에서는 그렇게 배가 부른 이유를 알기 위해 개복을 하여보니 복부 내강 전체에서 출혈이 되고 있었다는 것이다.』

이것은 누구의 탓도 잘못도 아니다. 인류가 전혀 알지 못하고 있는, 쓰면 좋기만 하다고 생각했던 '비타민 B의 토양체질에 대한 독성' 때문이다.

비타민 C에 대해서는 아직 분명하지 못한 부분이 있으나 오랜 기간 항해를 하는 선원이 잘 걸리는 괴혈병(壞血病)과 인공영양아에게 잘 걸리는 묄러 발로 병(Möhler-Barlow's disease)의 경우를 볼 때 비타민 C는 간과 담을 돕는 영양소가 아닌가 생각되며 그렇다고 할 때 간과 담이 약한 금양체질과 금음체질에게 맞는 영양소가 아닌가 생각한다. 이 두 가지 병은 비타민 C 결핍으로 걸리게 된다.

비타민 E는 일반적으로 불임증에 쓰는 영양물질로 알려 있다. 그러나 건강한 몸인데도 임신이 잘되지 않는 불임자 100명이 있다고 할 때 인원의 대부분은 토양체질이다(토양 체질이 다 그렇다는 것은 아니지만 불임자 중에는 토양체질 이외의 다른 체질이 없다는 말이다).

토양체질은 선천적으로 신장이 약하게 타고났기 때문에 불임증이 잘 오는데 비타민 E는 신장 기능을 돕는 물질이기에 불임증에 효과가 있다는 말이다. 토음체질, 금양체질, 목음체질의 경우 불임증이 있는 건 아니지만, 해당 장기가 약하므로 비타민 E가 유익하다.

그러나 그 외의 체질들은 비타민 E가 필요하지 않은데 혹시라도 신장이 약하지 않은 체질인데도 불구하고 다른 이유로 불임증이 왔다 할 때도 비타민 E는 필요하지 않은 것이다.

『한 부인이 찾아와 전신에 힘이 빠지면서 양쪽 눈 밑이 숯처럼 까맣게 변하는데 병원에서 아무리 진찰을 해도 이유를 모르겠다고 호소했다. 눈 밑은 신장과 관계되는 곳으로 대부분 토양체질(Pancreotonia)의 약한 신장이 지나치게 약화하였을 때 검게 나타난다.

그래서 토양체질이 아닌가 생각하고 체질 진찰을 하였더니 금음체질(Colonotonia)이었다. 금음체질의 신장은 모든 장기 중에 두 번째로 강한 장기다. 그렇다면 토양체질이 아닌 이 부인은 분명 신장이 강화되는 방법을 썼을 텐데 그것이 무엇일까 생각하다가 무슨 약을 쓴 일이 없느냐고 물었더니 비타민 E를 수년간 열심히 먹고 있다는 것이다.

물론 비타민 E는 신장을 보강하는 영영소인 것은 분명하나 금음체질이 써서는 안 되는 영양소인데 그 영양소를 계속 써서 가뜩이나 강한 신장 기능이 지나치게 강화된 것으로 일종의 '체질표에 나타난 알레르기'라고 말할 수 있다.』

비타민은 분명히 체질에 따라 필요한 것과 필요하지 않은 것이 있으며 그것은 모든 영양소가 그와 같은 방법으로 잘 분류되어 공급되어야 한다는 것을 말해주기도 한다. 이와 같은 체질에 따른 영양 공급 방법은 단순히 영양만이 아닌 병의 예방법도 되고 병을 고치는 치료법도 된다.

들리는 말에 의하면 미국에서는 요즘 이와 같은 음식과 영양에 대한 관심도가 과거와 다르게 무척 높아지고 있다고 한다. 그러나 체질을 모르는 음식과 영양은 아무리 관심이 높아져도 결과는 한 가지다.

내게 좋은 음식과 영양소가 남에게 다 좋을 수 없고 내게 좋지 않은 음식과 영양소가 남에게는 그렇지 않을 수 있다는 것과 함께 인간의 장기는 8체질별로 강하고 약하기의 배열이 다르다는 것을 알아야 한다.

따라서 약한 장기를 위한 영양소는 공급되어야 하고 강한 장기를 위한 영양소는 단절되어야 한다는 것을 알아야 할 것이다. 지금은 페니실린을 쓰지 않지만, 한동안 그 효과를 인증받았을 때 수 만회 중 1회 이하의 빈도로 중독사가 있었던 페니실린 중독(Penicillin shock)은 분명 수만인 중 1인 이하의 분포로 되어 있는 토음체질(Gastrotonia)에게서 볼 수 있다.

15~16년 전 페니실린에 중독된 한 여인을 토음체질 치료법으로 치료하여 회생하게 한 경험도 있었기 때문이다.

목욕과 8체질

사람이 목욕하는 것은 몸을 깨끗이 한다는 청결의 목적이 우선이지만 보이지 않는 건강과의 관계가 더 크게 작용한다.

그러므로 목욕도 개인의 건강과 결부도는 선택이 필요하다. 목욕의 종류에는 더운물로 하는 온욕과 찬물로 하는 냉욕으로 구분되지만, 온욕에 온천욕과 한증탕도 속하니 냉욕에는 냉수마찰, 수영 등이 포함된다.

땀을 많이 내야 하는 사람이 있는가 하면 반대로 항상 땀을 막아야 하는 사람도 있는데 땀을 내야 하는 사람이 냉욕으로 땀을 막으면 병의 원인이 되고 또 땀을 막아야 하는 사람이 온욕으로 땀을 흘리면 그것 또한 병을 부른다.

그러므로 전신이 아프고 관절통이 심할 때 더운물에 들어가 땀을 빼고 나면 시원해지고 감기가 들었을 때도 목욕탕에 가서 땀을 흘리고 나면 가뿐해지는 사람이 있는가 하면, 감기가 들었을 때 목욕탕에 가서 땀을 빼고 나면 처음에는 몸이 가벼운 듯하다가 다음날 감기가 심해져서 낫겠다고 다시 탕에 들어가 땀을 흘리고 나면 상태가 더욱 나빠져서는 감기가 한 달이 되어도 낫지 않는 중환자가 되어버리는 사람도 있음을 본다.

냉수마찰과 수영으로 건강이 증진되는 사람이 있고 그런 것들이 별로 도움이 안 될 뿐만 아니라 도리어 해롭게 나타나는 사람이 있다. 밤에 잠자는 동안 땀이 나면서 건강이 나빠져 가는 것을 느끼는 사람이 있고 반대로 아침에 일어나면 요와 베개가 젖을 정도로 땀이 나 염려가 되었지만, 그때부터 건강이 좋아지는 것을 느끼는 사람도 있다.

그것들은 같은 사람에게서, 건강에 따라 이렇게 저렇게 나타나는 변화가 아니다. 건강 여하를 막론하고 체질적인 이유를 가지고 있다.

사람의 체온은 속과 겉이 조금씩 달라서 속 체온이 겉 체온보다 조금 높은 사람이 있는 반면에 겉 체온이 속 체온보다 높은 사람이 있어 그것이 성격의 차이, 행동의 차이, 취미의 차이를 만들어 다양한 세상살이, 다양한 문화, 다양한 풍습을 만드는 원동력이 된다.

예를 들면 속 체온이 높은 사람은 그가 처해 있는 주변이 막힌

 물론 그것들은 선천적이기에 조화로운 다
양성이 될 수 있지만, 후천적인 생활 습관, 그릇된 식생활, 맞지
않는 목욕 등으로 속 체온이 걸 체온보다 온도가 높은 사람이 속
체온이 더 높아져서 속 열(internal fever)로 변하기도 하고 걸 체
온이 높은 사람인데 걸 체온이 더 높아져서 걸 열(external
fever)로 변해 병적으로 되기도 한다.

이런 경우 속 열이 높은 사람은 온욕으르 땀을 흘리면 속 열이
땀과 함께 발산하여 병이 낫고, 걸 열이 높은 사람은 냉욕으로 걸
을 식히고 땀을 막아 속이 더 식지 않도록 하면 병이 낫는다.

그러나 속 열이 높을 때 자신이 열이 높다는 것을 느낄 뿐 속 열
인지 걸 열인지 구별할 수 없고 걸 열이 높을 때도 그렇다. 그렇다
면 그것을 어떻게 구별할 수 있는가? 그것은 바로 자신의 체질을
아는 것이 방법이라는 것이다.

과 기능의 강약 배열이 서로 다른 8개의 장기 구조가
8체질을 만들어내며 그 중

체질은 속 열이 높은 부교감 신경 긴장 체질(Vagotonia)이고 수양체질, 수음체질, 금양체질, 금음체질은 겉 열이 높은 교감신경 긴장 체질(Sympathicotonia)이다.

8체질의 8개 장기구조와 교감신경 및 부교감신경에 있어서 관계의 체질론 적인 복잡한 설명을 여기에서 세밀하게 할 수는 없지만, 누구나 아는 대로 모든 장기는 교감신경과 부교감신경에 의해 운동한다.

내 맘대로 내 손과 발, 눈과 혀를 움직일 수 있으나 속에 있는 장기들은 하나도 내 뜻대로 멈추게 할 수 없고 움직이게도 할 수 없다. 다만 이것은 교감신경과 부교감신경 두 자율신경이 하는 일이다. 따라서 체질에 맞춰 선택되는 목욕법은 생명의 순리에 따라 사는 길이라고 말할 수 있다.

그러므로 목양체질, 목음체질, 토양체질, 토음체질은 더운 목욕을 해야 하고 냉수마찰이나 수영은 피해야 한다.

『얼마 전 인도네시아에서 선교사로 계시는 분이 찾아온 적이 있다. 무슨 병인지는 알 수 없는데 전신이 춥고(특별히 팔과 다리가) 시리고 저려 견딜 수 없다는 것이다. 물론 여러 가지 치료를 먼저 해보았으나 효과가 없어 누군가의 말을 듣고 찾아온 분이었다.

체질을 감별한 결과 목양체질이었다. 더운 곳에서 일하면서 냉수욕을 많이 한 것이 아니냐고 묻자 "일하다 더워 견딜 수 없으면 물속으로 뛰어들 수밖에 없는 걸요."라고 했다. 그래서 목양체질은 무엇이라는 것과 아무리 더워도 냉수욕이 안 되는 이유를 설명한 후 속 열을 밖으로 끌어내어 겉을 덥게 하고 속은 식게 하는 치료를 했더니 회복이 되었다.

회복된 그가 "거기 토인들이 그렇게 더운데도 불구하고 물에 들어가지 않는 이유를 알겠군요."라고 말했다. 거기 토인들이라고 다 냉수욕을 해서 안 되는 체질은 아니겠지만, 냉수욕을 한 후 누군가 병이 나는 것을 본 그들은 누구든지 그렇게 하면 안 된다고 생각하는 풍조가 조성되어버린 것은 아닐까 생각해본다.』

그리고 수양체질, 수음체질, 금양체질, 금음체질은 냉수 샤워, 냉수마찰, 수영 등 냉욕이 좋고, 온욕으로 땀을 막아야 한다.

그러므로 이 체질들은 추운 계절과 추운 지방에서 살기 좋은 체질들이지만 춥다고 온욕을 즐겨 땀을 많이 흘리면 더운 계절과 더운 지방에서 냉수욕을 즐기는 것보다 못하게 된다.

땀을 흘려야 하는 목양체질 등 4체질은 비교적 체구가 크고, 땀을 흘려서는 안 되는 수양체질 등 4체질은 비교적 체구가 작은 편이다.

그런데 땀을 흘릴 수 없는 북극, 핀란드, 러시아 등의 북방에서 '땀을 흘려야 하는 큰 체구의 체질'들이 번성하는 것은 핀란드에서 보는 대로 사우나탕 등 더운 목욕을 즐기기 때문일 것이며 땀을 흘릴 수밖에 없는 남방 더운 지방에서 '땀을 흘려서 안 되는 작은 체구의 체질'들이 번성하는 것도 그들이 항상 찬물 속에 몸을 담그고 살기 때문이 아닐까 생각을 해본다.

결론적으로 8체질 이론에 근거해볼 때 목양체질 등 4체질은 건강한 때나 병중에나 봄, 여름, 가을, 어느 계절에도 온수욕을 즐겨야 하고 수양체질 등 4체질은 반대로 냉수욕을 즐겨 해야 한다는 것이다.

호흡과 8체질

호흡에는 흉식호흡(胸式呼吸)과 복식호흡(腹式呼吸)이 있다. 흉식호흡은 개가 숨 쉴 때처럼 숨을 들이마실 때 가슴이 늘어나고 내뱉을 때 가슴이 줄어드는 식의 호흡이다. 우리가 체조할 때 팔을 들고 숨을 들이마셨다가 팔을 내리면서 내뱉는 심호흡법도 흉식 호흡법이다.

복식호흡은 토끼가 숨을 쉬는 것처럼 들이마실 때 때 배가 불러지고 내뱉을 때 배가 꺼지는 호흡이다.

유아들이 잠잘 때 보면 가슴이 움직이는 것이 아니고 배가 올라갔다 내려갔다 하는 복식호흡을 한다. 일반적으로 호흡이라고 하면 폐가 가슴에 있으니 가슴으로 숨을 쉰다고 생각하기 쉽지만, 유아들이 하는 것처럼 배로 하는 호흡이 자연스럽고 건강한 호흡이다.

혹시 누가 앉아서 숨을 쉬는데 어깨가 오르락내리락하는 숨을 쉬거나 가슴이 움직이는 숨을 쉰다면 폐에 이상이 있어 숨이 깊이 들어가지 못하고 폐 상부에서만 쉬는 경우이든가 아니면, 배에 복수가 찼든지 내장이 부어있어 숨이 아래로 내려가지 못하는 경우다.

이런 경우는 건강하지 못한 호흡이 된다. 그렇다면 요즘 건강법으로 유행하는 단전호흡(丹田呼吸)은 무엇인가?

단전이란 배꼽 아래 한 치(한 치는 3.03cm) 오 푼의 위치를 말하며 단전호흡이란 숨을 들이마시는데 단전을 향하여 깊이 그리고 천천히 호흡하므로 건강을 촉진하는 위력을 발생한다는 복식호흡법이다. 단전호흡이 좋은 이유는 다음처럼 설명된다.

예로부터 전해오길 단전에 우주와 연관되는 신비가 있어 단전호흡으로 단련 된 대가가 단전에 이르면 거기에서 건강을 촉진하는 신비의 힘이 발생한다는 것이다. 그러나 사실은 다른 이유가 있다.

단전을 향한 깊은 복식호흡은 폐 하단이 횡격막을 아래로 깊이 밀어내는 것 때문에 좋은 영향을 끼친다고 말할 수 있다.

즉, 밑에 있는 대장, 소장, 그리고 장간막(腸間膜)이 눌려 장간막 속에 차 있던 '순환하지 못하는 유휴 혈'이 밀어내는 작용 때문에 쫓겨나와 전신을 순환하게 되므로 몸이 더워지고 마음이 안정

되면서 건강의 증진을 느끼게 되는 것이다.

다시 말해 단전호흡은 깊은 복식호흡으로 횡격막을 조종하는 횡격막 운동법인 것이다. 그러나 단전호흡으로 높은 효과를 거둬 만족해하는 사람이 있는 반면에 단전호흡이 효과를 보기보다는 도리어 해가 되어 괴로워지는 사람도 있다.

단전호흡할 때 참을성이 없어 고비를 넘기지 못한다거나 요령이 없는 탓으로 생각할지 모르겠지만, 그것은 바로 체질의 다름 때문에 나타나는 현상이다.

전래의 단전호흡법은 익숙해질수록 숨을 들이마셔 폐에 공기를 담고 있는 시간이 효과가 있는 시간이기 때문에 폐를 비우는 시간보다 길게 하는 것을 요령으로 한다. 그러나 체질 중에는 폐를 비우고 있는 시간이 오래일수록 좋은 체질도 있다.

전자는(숨을 들이마셔 폐에 공기를 오래 담고 있는 것) 선천적으로 폐를 약하게 타고난 목양체질, 목음체질, 토양체질, 수음체질이다. 이 체질들은 공기가 폐를 채우고 있는 동안 유휴 혈의 순환과 함께 약한 폐가 힘을 얻어 장기들의 기능 불균형도 완화되는 일거양득의 효과로 강한 건강력을 발휘하게 된다.

그러나 선천적으로 호흡기를 강하게 타고난 금양체질, 금음체질, 토음체질, 수양체질은 폐에 공기를 오랫동안 채우고 있을 때 유휴 혈의 순환은 될지 몰라도 강한 폐가 거욱 강화되어 장 기능의 불균형이 심화하는 현상이 생긴다.

한방으로
해결하는
정신 면역!